L'ŒUVRE MÉDICO-CHIRURGICALE

Dr CRITZMAN, Directeur

Suite

DE

Monographies Cliniques

SUR

les Questions Nouvelles

en Médecine
en Chirurgie, en Biologie

N° 7

(publié le 31 mars 1898)

L'ECZÉMA

(MALADIE PARASITAIRE)

NATURE, PATHOGÉNIE, DIAGNOSTIC ET TRAITEMENT

PAR

LE DR LEREDDE

Chef de Laboratoire,
Assistant de consultation à l'hôpital Saint-Louis.

Chaque monographie séparément 1 fr. 25

PRIX DE L'ABONNEMENT A 10 MONOGRAPHIES : 10 FRANCS — ÉTRANGER 12 FRANCS

PARIS

MASSON ET Cie, ÉDITEURS

LIBRAIRES DE L'ACADÉMIE DE MÉDECINE

120, BOULEVARD SAINT-GERMAIN

—

1898

CONDITIONS DE LA PUBLICATION

La science médicale réalise journellement des progrès incessants ; les questions et découvertes vieillissent pour ainsi dire au moment même de leur éclosion. Les traités de médecine et de chirurgie, quelle qu'en soit l'étendue, quelque rapides que soient leurs différentes éditions, auront toujours grand'peine à se tenir au courant.

C'est pour obvier à ce grand inconvénient, auquel les journaux, malgré la diversité de leurs matières, ne sauraient remédier, que nous avons fondé, avec le concours des savants et des praticiens les plus distingués, un recueil de monographies dont le titre général, *l'Œuvre médico-chirurgicale*, nous paraît bien indiquer le but et la portée.

La *Médecine* proprement dite, la *Thérapeutique*, la *Chirurgie* et *toutes les spécialités médicales* seront représentées dans notre collection. Les Sciences naturelles n'y seront pas non plus négligées. La *Zoologie* avec les questions de l'hérédité, la *Microbiologie* avec la sérothérapie et les problèmes de l'immunité, la *Chimie biologique* et les toxines trouveront une large place dans cette publication.

*Les **Monographies** n'ont pas de périodicité régulière.*
Nous publions, aussi souvent qu'il est nécessaire, des fascicules de 30 à 40 pages, dont chacun résume une question à l'ordre du jour, et cela de telle sorte qu'aucune ne puisse être omise au moment opportun.

Les Éditeurs acceptent des souscriptions payables par avance, pour une série de 10 monographies, au prix de **10** francs pour la France, et **12** francs pour l'étranger.

Chaque Monographie est vendue séparément 1 fr. 25.

Monographies publiées

N° 1. De l'Appendicite, par le D' Félix Legueu, chirurgien des hôpitaux de Paris.

N° 2. Le Traitement du mal de Pott, par le D' A. Chipault, de Paris.

N° 3. Le Lavage du sang, par le D' F. Lejars, professeur agrégé, chirurgien des hôpitaux de Paris, membre de la Société de chirurgie.

N° 4. L'Hérédité normale et pathologique, par Ch. Debierre, professeur d'anatomie à l'Université de Lille.

N° 5. L'Alcoolisme, par A. Jaquet, privatdocent à l'Université de Bâle.

N° 6. Physiologie et pathologie de la Sécrétion gastrique *suivie de la technique complète du cathétérisme de l'estomac et de l'examen méthodique du liquide gastrique*, par le D' A. Verhaegen, assistant à la Clinique médicale de Louvain.

N° 7. L'Eczéma (*Maladie parasitaire*), par le D' Leredde, chef de Laboratoire, assistant de consultation à l'hôpital Saint-Louis.

Adresser toutes les communications relatives à la rédaction à M. le D' Gritzman, *avenue Kléber, n° 45.*

Coulommiers. — Imp. Paul BRODARD.

L'ECZÉMA

MALADIE PARASITAIRE

PAR

Le Dr LEREDDE

CHEF DE LABORATOIRE

ASSISTANT DE CONSULTATION A L'HOPITAL SAINT-LOUIS

HISTORIQUE

L'ECZÉMA DEPUIS WILLAN JUSQU'A UNNA

Sous le nom d'eczéma nous comprendrons un syndrome anatomo-clinique constitué par des lésions inflammatoires superficielles de la peau. Les lésions dermiques principales sont l'hyperémie et l'œdème. Les réactions épidermiques sont complexes; dans certaines formes, la réaction principale est une vésicule (eczéma vésiculeux), dans d'autres ce sont des squames et des croûtes grasses (eczéma séborrhéique). Toutes ces formes sont d'origine parasitaire externe.

La première forme, l'eczéma vésiculeux, a été longtemps la seule décrite.

A. **L'eczéma vésiculeux.** — De Willan jusqu'à Hebra, cet eczéma fut étudié au point de vue clinique et on essaya d'en établir l'étiologie. Il est classé anatomiquement parmi les dermatoses vésiculeuses.

Willan et Bateman, puis Cazenave, Gibert, Devergie comprennent « l'eczéma » dans le groupe des affections vésiculeuses de la peau. Les premiers en distinguent trois variétés : e. solare, e. impetiginodes, e. rubrum. Biett et Cazenave introduisent une division qui est restée, celle de l'eczéma aigu et chronique, division qui n'est pas conservée par Rayer, mais qui reparaitra dans Hebra.

Pour Bazin dont les idées ont dominé l'école française pendant de longues années, l'eczéma est une affection qui reconnaît tantôt des causes externes (e. artificiel, e. parasitaire), tantôt des causes internes. L'eczéma « scrofuleux » correspond à ce qu'on appelle vulgairement gourmes. L'eczéma « arthritique » est représenté par des placards nettement limités, secs, à marche chronique, souvent asymétrique (l'asymétrie est, dit Bazin, un caractère fréquent dans les affections arthritiques). L'eczéma « herpétique » comprend les formes graves, suintantes (eczéma rubrum généralisé, eczéma herpétique chronique).

L'eczéma scrofuleux tel que le caractérise Bazin a disparu ; les faits étudiés sur ce titre appartiennent aujourd'hui à l'impétigo, où l'on doit classer après Unna des lésions originellement vésiculeuses, comme celles de l'eczéma. Les autres formes de Bazin comprennent à peu près tout ce que nous classerons sous le nom d'eczéma vésiculeux; la description clinique de Bazin, comme celle des auteurs qui l'ont immédiatement précédé est déjà excellente; mais, il est à peine besoin de le faire remarquer, nos idées sur l'étiologie se sont complètement modifiées; cependant la distinction de l'eczéma de cause externe et interne est devenue définitive.

A partir de Hebra, l'eczéma représente une inflammation superficielle de la peau classée dans le groupe prurigineux des dermatoses inflammatoires, à côté du prurigo; les réactions épidermiques sont multiples, d'où la polymorphie de l'affection, vésiculeuse, pustuleuse, érythémateuse, ou squameuse : l'unité de la maladie est démontrée par la combinaison possible de toutes ses formes.

La réaction inflammatoire du derme n'est pas nécessairement appréciable par la clinique : *elle peut être pour les auteurs allemands uniquement microscopique.* Ainsi compris l'eczéma comprend l'eczéma vésiculeux de Willan et Bateman, l'*impetigo*, les *dermatites artificielles*. L'eczéma au sens de Hebra reconnaît des causes externes (e. idiopathique) et internes (e. symptomatique) : dyspepsie, diabète, albuminurie, dysménorrhée, chlorose. L'école viennoise ne connaît aucune dyscrasie capable de déterminer l'eczéma, elle insiste sur le rôle du grattage, qui provoquerait même l'eczéma chez les variqueux. Elle admet des causes nerveuses et explique ainsi la généralisation de l'eczéma, lorsqu'il reconnaît comme origine une cause externe à action limitée.

Auspitz comprend l'eczéma comme un catarrhe superficiel de la peau à prédominance séro-purulente. Il se distingue des érythèmes où l'hyperémie simple prédomine et qui sont compris dans la même classe. Auspitz admet l'existence d'eczéma typique et paratypique et les variétés : rubrum, papuleux, vésiculeux, rhagadiforme, *pustuleux* (impétigo) et *squameux*.

En 1887, Unna établit l'existence d'une dermatose qu'il caractérisa histologiquement par l'état inflammatoire du derme et des glandes sudoripares. Fidèle à la définition *anatomique* de l'eczéma, telle que la donnaient Hebra, Auspitz et Kaposi, il *fit de cette dermatose un eczéma, l'eczéma séborrhéique.*

B. L'eczéma séborrhéique. — Les formes dermatologiques comprises par Unna sur ce nom avaient été observées de longue date.

Biett, Cazenave (acné sébacée fluente), Rayer (flux sébacé) ont décrit ce que nous comprenons sous le nom de séborrhée grasse. Pour eux l'affection est due à des altérations des glandes sébacées de la face; parfois le cuir chevelu est pris, d'où l'alopécie.

Le pityriasis du cuir chevelu, qui peut également conduire à l'alopécie, reste distinct de ces maladies.

Hebra comprend sous le nom de « séborrhée » toutes les anomalies de la sécrétion grasse et en particulier le pityriasis du cuir chevelu, l'acné sébacée, les « croûtes de lait » des enfants. La séborrhée est sèche, squameuse ou croûteuse.

Malgré les restrictions de certains anatomistes (Pincus, Malassez), la « séborrhée » fut admise et même son cadre fut étendu : Dühring y comprenait des lésions inflammatoires circinées des régions sternale et interscapulaire, étudiées par E. Besnier à côté du pityriasis versicolore comme une affection parasitaire indépendante.

Unna en 1887 constate dans toutes les formes de la séborrhée de Hebra et les formes décrites par E. Besnier, Dühring, un état inflammatoire du derme et de l'épiderme, et par suite les classe dans l'eczéma (au sens d'Auspitz).

Les glandes sébacées ne sont pas en état de suractivité, comme le croyait Hebra; en général leur orifice est oblitéré par des altérations de « parakératose » de l'épiderme. L'hypersécrétion grasse est due à l'inflammation des glandes sudoripares qui, on le sait, sécrètent normalement de la graisse (Kölliker).

Restreinte à l'origine aux lésions non congestives de la séborrhée, du pityriasis du cuir chevelu, aux lésions rouges figurées dont on trouve le type sur les régions sternale et interscapulaire, la conception de l'eczéma séborrhéique s'étendit peu à peu, empiétant sur l'acné, le psoriasis et surtout l'eczéma vulgaire. Tout eczéma de la face où l'on constate de la desquamation du cuir chevelu est pour Unna un eczéma séborrhéique (Philippson).

THÉORIES RÉCENTES DE L'ECZÉMA

A. L'eczématisation. — M. Besnier, dans plusieurs travaux, et en particulier dans son étude récente sur le « Traitement de l'eczéma », adopte le sens *anatomique* donné par les auteurs allemands au mot eczéma, avec quelques restrictions, car il élimine les impétigos de l'eczéma et ne comprend par suite dans celui-ci que des réactions *cliniquement* hyperémiques et inflammatoires. Avec tous les auteurs français, M. Besnier élimine également les dermatites artificielles. Pour bien indiquer qu'il s'agit d'un groupe de lésions cutanées ayant des caractères anatomiques communs, les « épidermodermites exsudatives du type catarrhal », il décrit non l'eczéma, mais l'eczématisation, réaction commune d'affections que nous ne sommes pas actuellement en mesure de classer.

Cette théorie de « l'eczématisation » qui, sous la forme indiquée par M. Besnier, peut se concilier avec la théorie parasitaire de l'eczéma dont nous allons parler, a été adoptée et développée par Török, qui veut faire de l'eczéma une dermatite artificielle due à des causes irritantes externes ou *internes*, une réaction inflammatoire banale, survenant chez des sujets « prédisposés » dont la peau offre des qualités biologiques et anatomiques spéciales. Parmi les causes prédisposantes, Török attribue la plus grande importance au prurit qui agit par le grattage et en accroissant l'irritabilité du système vasculaire et nerveux de la peau.

L'origine nerveuse de l'eczéma a été en effet admise par de nombreux auteurs et est particulièrement en faveur en Angleterre, mais n'a jamais été appuyée sur des preuves *expérimentales* ou *anatomiques* suffisantes [1].

La théorie de Török permettrait de faire de certains eczémas des « névrodermites » comme Brocq et Jacquet ont fait du lichen circonscrit et d'autres variétés de prurigo. Mais cette théorie s'applique surtout à l'eczéma chronique, c'est-à-dire aux formes les plus complexes de l'eczématisation. Or il faut de toute nécessité étudier d'abord la pathogénie de l'eczéma en partant de l'eczéma aigu, dont les rapports avec l'eczéma chronique sont des plus étroits; et la nature parasitaire de l'eczéma aigu a été démontrée par Unna, en particulier; elle repose actuellement sur des faits établis.

B. L'eczéma maladie parasitaire. — Ces faits sont les suivants :

Preuves histologiques. — Les vésicules de l'eczéma aigu contiennent en grand nombre des parasites ayant des caractères spéciaux, les morocoques (Unna).

Preuves bactériologiques. — La culture du morocoque permet de reproduire par inoculation l'eczéma aigu (Unna).

Preuves cliniques. — Toute fissuration cutanée, toute ouverture de la peau peut être le point de départ d'un eczéma.

La nature parasitaire de l'eczéma chronique est démontrée :

Par l'existence de parasites nombreux, dont les morocoques, dans les squames (Unna).

---

1. Sur la théorie nerveuse, voir Kromayer, *Allgemeine Dermatologie*, Berlin, 1896.

Par l'autoinoculabilité sous forme d'eczéma aigu ou chronique.

Hebra et Kaposi ont remarqué la propagation fréquente de l'eczéma à la face et au col lorsqu'il existe sur un autre point du corps (en particulier sur les mains). Cette propagation est d'observation banale. Hebra et Kaposi l'expliquent par une action réflexe. Elle nous paraît aujourd'hui la preuve de l'autoinoculabilité de la maladie [1].

Quant à la nature parasitaire des eczémas séborrhéiques, elle est évidente pour tous les auteurs qui se sont occupés de la question, quelque sens qu'ils donnent à ces lésions [2]. Du reste Sabouraud a démontré la nature microbienne de la séborrhée grasse elle-même, lésion fondamentale de la peau sur laquelle peuvent se développer les eczémas séborrhéiques. En outre la contagiosité paraît établie dans quelques cas [3].

Rapports de l'eczéma et de l'impétigo. — Suivant Hebra et Kaposi, l'impétigo est un eczéma pustuleux (*ubi supra*). Pour l'école française, l'impétigo, que caractérisent des pustules, des croûtes, l'autoinoculabilité facile, n'est pas un eczéma. L'eczéma peut du reste se compliquer d'impétigo.

Cette définition *uniquement clinique* de l'impétigo n'est pas une définition suffisante. Il existe en effet une série d'affections vésiculeuses qu'on ne peut ranger ni dans l'impétigo ainsi compris, ni dans l'eczéma, ni dans un autre groupe dermatologique.

Unna dénomme impétigo tout catarrhe humide superficiel de la peau (en fait le groupe ne comprend que des infections microbiennes considérées comme d'origine externe). Suivant la forme de ce catarrhe, on distingue des variétés. Dans les uns le catarrhe est « séreux », dans d'autres « sérofibrineux », dans d'autres « leucofibrineux », c'est-à-dire avec élimination de globules blancs et de fibrine. L'eczéma devient un impétigo classé dans les I. leucoséreux et sérofibrineux, et en fait cette division met utilement en relief les rapports de l'eczéma aigu et des autres impétigos.

On pourrait peut-être tenir compte, ce que ne font pas les auteurs allemands, de l'intensité et de la forme spéciale de la réaction dermique, caractère remarquable et constant de l'eczéma, et distinguer des catarrhes humides avec réaction dermique passagère non hyperémique (impétigos) et avec réaction dermique intense, hyperémique et œdémateuse (eczémas).

Nous décrirons sous le nom d'eczéma impétigineux les associations d'eczéma et d'impétigo *pustuleux*. D'autres symbioses peuvent se concevoir, mais elles sont, à l'heure actuelle, du ressort de la bactériologie seule.

Rapports des eczémas et des dermatites artificielles. — Comme nous l'avons vu, l'école de Vienne comprend les dermatites artificielles dans l'eczéma. Elles s'accompagnent en effet d'une réaction catarrhale inflammatoire qui est pour Hebra et Kaposi l'élément de définition de l'eczéma.

Par contre, préoccupée surtout de définir *étiologiquement* l'eczéma, l'école française répugnait à confondre, malgré les analogies anatomiques,

---

1. Leredde, Classification pathogénique des dermatoses, *Ann. de derm.*, 1896.
2. Brocq, Des séborrhéites, *Presse méd.*, 1896.
3. Perrin, *Ann. de derm.*, 1896.

les dermatites dues par exemple à l'arnica ou à la teinture d'iode et l'eczéma tel qu'on l'observe chez les goutteux. Les auteurs français allèrent jusqu'à nier l'eczéma de cause externe et à en *faire une dermatite artificielle eczématiforme compliquée d'eczéma vrai chez les prédisposés.*

Pour nous, l'eczéma ne se confond pas avec la dermatite artificielle. Les assertions de l'école de Vienne sur la pathogénie de l'eczéma de cause externe sont manifestement erronées ; nous savons contrairement à ce qu'affirment Hebra et Kaposi qu'on ne peut créer à volonté un eczéma : tout au plus peut-on créer un érythème, des suppurations, encore n'est-ce pas facile chez certains individus dont la peau est tout à fait résistante.

Mais l'eczéma de cause externe est un eczéma vrai, non une dermatite artificielle. Les lésions de l'eczéma des laveuses sont le type des lésions eczématiques chroniques ; elles s'inoculent à la face, au cou, déterminent des poussées d'eczéma aigu généralisé.

La conception parasitaire de l'eczéma permet de comprendre les rapports réels de ces affections. Les dermatites artificielles ne sont pas des *eczémas*, au sens clinique ni bactériologique mais toute dermatite artificielle *aiguë* ou *latente* favorise l'inoculation de l'eczéma, et l'association morbide est un fait banal [1].

Les eczémas chroniques. — L'eczéma chronique est le produit de poussées aiguës locales déterminées par les parasites de l'eczéma aigu, et dont la récidive est due à des troubles fonctionnels et à des altérations de la peau, antérieures ou concomitantes, d'origine externe ou interne.

Les altérations d'ordre externe peuvent être rattachées à une dermatite artificielle chronique latente. Parmi les altérations d'ordre interne, les plus importantes sont des lésions de « sclérose prurigineuse » : lichénification (Brocq), lichénisation (Besnier).

Nous développerons longuement cette théorie de l'eczéma chronique au chapitre « Pathogénie ».

CLASSIFICATION PROVISOIRE DES INFECTIONS ECZÉMATIQUES

A la veille du jour où seront établis des types bactériologiques définitifs, il serait imprudent de tenter autre chose qu'une classification provisoire des infections eczématiques. La clinique et l'histologie pathologique ne sont en mesure d'établir qu'une classification d'étude.

Nous admettrons dans ce travail que l'eczéma vésiculeux est non un simple syndrome anatomo-clinique, mais bien le résultat d'une infection microbienne. Les lésions de la maladie, telles que les a établies Unna, sont assez différenciées pour justifier cette manière de voir.

Sans doute il faudra éliminer de l'eczéma vésiculeux compris au sens bactériologique certaines dermatoses vésiculeuses également parasitaires

---

1. Leredde, Étiologie et pathogénie de l'eczéma, *Presse méd.*, 1897

confondues avec lui, comme on l'a déjà fait de certaines trichophyties. Mais ces dermatoses sont peut-être rares. Parmi les variétés régionales que nous étudierons, certaines ne méritent peut-être pas le nom d'eczéma, et on ne les y classe que d'une manière provisoire. De nombreuses anomalies cliniques et évolutives de l'eczéma peuvent s'expliquer, à notre avis, par les réactions variables du sol cutané, et par les symbioses parasitaires.

Comment faut-il comprendre l'eczéma séborrhéique?

Ce terme ne doit, en tout état de cause, désigner qu'une partie des affections décrites par Unna. La séborrhée grasse, de nombreuses lésions pityriasiques du cuir chevelu ne peuvent être dénommées eczéma au sens bactériologique (Sabouraud) ni même au sens histologique du mot tel que nous le comprenons (*ubi supra*).

Nous éliminerons également les lésions décrites par Unna sous le nom de taches jaunes, réservant le terme eczéma séborrhéique aux lésions hyperémiques, et la compréhension du terme est encore trop large.

Ainsi restreint l'eczéma séborrhéique peut être considéré comme une affection microbienne, qui ne mériterait plus le titre d'eczéma. C'est l'opinion d'Audry, qui l'appelle dermatose de Unna, — de Brocq, qui la dénomme séborrhéite, — de Sabouraud; c'est celle que nous adopterions volontiers.

Toutefois on peut considérer l'eczéma séborrhéique *restreint* comme une infection mixte de la peau, due à la symbiose de microbes tels que ceux de la séborrhée grasse, du pityriasis capitis, de certains agents de l'acné, etc., et du parasite de l'eczéma, qui serait le morocoque. Cette théorie ne serait pas en contradiction avec les faits découverts par Unna; elle permet de comprendre les rapports cliniques fréquents de la dermatose de Unna et de l'eczéma vésiculeux vrai. Elle n'a pas le caractère de certitude que peuvent seules lui donner de nouvelles recherches de laboratoire.

Sous toutes ces réserves, nous maintiendrons le terme eczéma séborrhéique et nous décrirons cette forme à la suite de l'eczéma vrai, pour ne pas séparer cliniquement des affections que l'étude bactériologique pourrait réunir de nouveau.

ANATOMIE PATHOLOGIQUE ET BACTÉRIOLOGIE

1° Eczéma vésiculeux aigu. — Les vésicules sont très superficielles : elles se développent entre la couche cornée et le corps muqueux; elles contiennent du sérum sans fibrine, quelques globules blancs polynucléaires, des cellules épithéliales « ballonnisées ». Ce sont des cellules malpighiennes, énormes, où l'on trouve vingt, trente noyaux.

C'est dans les cavités ainsi formées qu'on découvre en très grande abondance un coccus d'aspect particulier, le morocoque décrit par Unna : ce sont des cocci, de dimensions très inégales, souvent agglomérés par deux ou par quatre, ou en amas mûriformes, dans lesquels ils ne sont pas nettement séparés. Ces aspects microscopiques les différencient nettement du staphylocoque, malgré la colorabilité identique (par le Gram en particulier).

Très fréquemment, dit Unna, les morocoques sont compris dans le protoplasme cellulaire des éléments de la vésicule.

Les cellules du corps de Malpighi sont tuméfiées, quelques-unes se divisent; les fentes interépithéliales dilatées contiennent peu de globules blancs. Le derme présente des lésions de congestion et d'œdème, *sans diapédèse* : les cellules fixes se tuméfient et se multiplient surtout autour des vaisseaux sanguins [1]. *Des lésions analogues se rencontrent dans les poussées aiguës de l'eczéma chronique.*

L'eczéma aigu, par les lésions que nous venons de décrire, se rapproche des impétigos, si l'on comprend sous ce nom, après Unna, toutes les affections inflammatoires superficielles, microbiennes, auto-inoculables, accompagnées de vésicules ou de vésico-pustules. Mais dans tous les impétigos, la *réaction dermique* est limitée, passagère, ne s'accompagne pas d'une hyperémie intense, la guérison est rapide dès que les vésicules ou les pustules sont ouvertes (nous n'avons pas en vue les cas où une suppuration chronique diffuse due à des fautes thérapeutiques fait suite à l'impétigo ; cette complication n'est pas dans le plan régulier des infections impétigineuses). Dans l'eczéma aigu, la réaction dermique a au contraire histologiquement et surtout cliniquement une importance majeure. Elle paraît due aux toxines du morocoque, puisque cet agent occupe l'épiderme seul. Dans l'eczéma chronique, l'altération dermique s'exagère et devient persistante, et peut expliquer certaines lésions épidermiques, *s'il en est que l'infection microbienne n'explique pas.*

2° **Eczéma vésiculeux chronique.** — Cliniquement, l'œdème et l'hyperémie sont moindres dans l'eczéma chronique que dans l'eczéma aigu : ils existent cependant et sont associés à des lésions dermiques plus graves, puisqu'elles peuvent aboutir à la lichénification. Il est vrai que nous en jugeons mal histologiquement, car nous ne sommes pas encore en possession de méthodes suffisantes pour étudier à tous leurs stades les altérations du tissu conjonctif dont certaines sont antérieures à l'eczéma chronique (Leredde). Au microscope on constate l'allongement des papilles, la dilatation des vaisseaux ; la prolifération des cellules fixes est plus marquée que dans l'eczéma aigu. Il n'y a toujours pas de diapédèse, ce qui est un fait essentiel dans les lésions de l'eczéma.

Si nous jugeons mal de l'intensité des lésions dermiques, nous pouvons juger de leur profondeur ; dans les formes graves de l'eczéma, dans l'eczéma rubrum, elles s'étendent jusqu'à l'hypoderme. Les troubles de nutrition locale qu'amènent les lésions du derme, la persistance de microbes virulents à la surface de la peau engendrent des altérations complexes de l'épiderme.

La plus simple est la prolifération du corps muqueux (acanthose). Entre les papilles allongées, les cônes interpapillaires sont longs et hypertrophiés. Parfois leur hypertrophie amène la disparition des papilles. Entre les cellules du corps de Malpighi les espaces normaux sont élargis (état

1. Unna, *Hist. path. der Hautkrank.*, et Darier, anal. critique, in *Ann. de dermatologie*, 1896.

spongoïde). Les vésicules de l'eczéma chronique se forment par distension limitée de ces espaces, dans les parties superficielles du corps muqueux.

L'œdème du derme et de l'épiderme explique le suintement eczémateux et la formation de croûtes qui ne cesse que par la guérison ou la transformation de l'eczéma chronique en eczéma lichénifié. Mais si, dans l'eczéma aigu, il y a élimination de sérum sans fibrine, dans l'eczéma chronique le sérum entraîne une grande quantité de fibrine, les croûtes en sont chargées.

La formation des squames est la conséquence de la « parakératose ». La couche granuleuse est malade : ses noyaux s'altèrent, disparaissent même ; la kératohyaline [1] manque en de nombreux points ; sa cohérence est modifiée, elle ne s'exfolie plus insensiblement comme à l'état normal, mais en lamelles cohérentes, en squames.

La microbiologie de l'eczéma chronique n'est pas bien déterminée. Son étude est à reprendre, en partant des types les plus simples et les plus vulgaires. Toujours est-il qu'on trouve dans les squames de nombreux parasites, dont le morocoque (Unna).

Le caractère histologique le plus important de l'eczéma lichénifié est l'existence d'une sclérose dermique qui s'étend au corps papillaire entier. L'anatomie pathologique de ces lésions n'est pas connue dans tous ses détails.

3° Eczéma séborrhéique. — Les lésions de l'eczéma séborrhéique se rapprochent, par de nombreux caractères, de celles de l'eczéma vésiculeux. Mais Unna, qui les a décrites, a plutôt cherché à mettre en lumière les analogies que les différences, et on peut se demander si les formes élémentaires, les plus caractéristiques, ne montreraient pas une structure originale. Il est certain que la vésiculation n'y est pas constante (Darier) ; lorsqu'elle existe, elle se limite, dans les types simples, à la lisière des éléments, comme dans la trichophytie, et disparaît dans la majeure partie de leur surface. Les autres lésions, celles de l'épiderme (acanthose, parakératose), celles du derme lui-même, se rapprochent de ce qu'on observe dans l'eczéma vulgaire. L'hypersécrétion grasse n'est pas constante ; on ne la constate pas toujours microscopiquement, ni même par le procédé du camphre (Hallopeau), et Unna lui-même admet qu'elle disparaît dans les formes actives, aiguës, inflammatoires.

Les microbes signalés par Unna dans les croûtes et les squames de l'eczéma séborrhéique sont les morocoques, des flaschenbacillen et de fins bacilles dont les caractères sont mal déterminés.

ÉTIOLOGIE

A. Altérations préalables de la peau. — Il est fréquent d'observer l'eczéma chez des individus dont la peau offre des modifications générales de structure congénitales ou acquises, en particulier chez les ichtyosiques

---

1. Sous le nom de kératohyaline (Waldeyer) il faut comprendre les granulations de la couche granuleuse colorables par l'hématoxyline et sous le nom d'éléidine (Ranvier), les taches colorables par le picrocarminate d'ammoniaque à la base de la couche cornée (Buzzi).

et chez les vieillards; au moins est-il chez eux plus rebelle que chez les individus dont la peau est normale.

Certaines dermatoses se compliquent fréquemment d'eczéma. Il faut signaler d'abord le prurigo de Hebra, où l'eczéma est souvent la manifestation essentielle de la maladie. Rien de plus banal que de voir, dans le prurigo infantile, la face externe des membres supérieurs, les faces antérieure et externe des cuisses couvertes de vastes plaques d'eczéma chronique.

Dans les formes séborrhéiques, l'eczéma peut se développer à la suite de la séborrhée grasse de Sabouraud, et d'abord sur les régions où celle-ci est localisée. Souvent la séborrhée grasse est déjà compliquée d'acné, sous toutes ses formes. Au cuir chevelu, on trouve fréquemment une desquamation sèche ou grasse, diffuse ou en foyers (pityriasis capitis). On observe également des taches à peine saillantes, de coloration jaune, pâle ou foncée, développée à la partie moyenne de la face, autour du nez, de la bouche, ou sur les régions sternale, interscapulaire et sur les régions sudorales du corps, les plis en particulier. Ces lésions peuvent offrir un aspect croûteux (en particulier à la face et chez les jeunes filles elles forment un masque de teinte foncée, noirâtre). Unna les classe déjà dans l'eczéma séborrhéique.

Enfin il faut mentionner des altérations profondes qui peuvent avoir un effet sur la nutrition de la peau, en particulier les varices des membres inférieurs (eczéma variqueux), les hémorrhoïdes (certains eczémas de l'anus).

B. **Causes externes.** — L'action de la lumière (eczéma solaire), de la chaleur, a été incriminée par certains auteurs. Bien plus importante est celle des traumatismes chimiques. Le nombre des corps eczématogènes est très élevé; mais quoi qu'en aient dit Hebra et Kaposi, ils n'agissent pas chez tous les sujets.

Citons les acides minéraux, les sels à base de potasse et de soude, les essences, et en particulier l'essence de térébenthine, de nombreux savons, surtout le savon noir, l'arnica, les antiseptiques tels que l'acide phénique, le salol, les sels mercuriels, l'iodoforme, qui ont une action nocive pour le chirurgien (eczéma des chirurgiens) et pour certains malades dont la peau offre une susceptibilité particulière, les teintures pour cheveux, cause fréquente de l'eczéma chez la femme, certaines substances employées en parfumerie, la chaux, le plâtre, le ciment, etc. Cet eczéma de cause chimique se développe surtout, associé ou non à une dermatite artificielle chez des individus qui font un fréquent usage des substances irritantes (eczémas professionnels des boulangers, des maçons, des teinturiers, des blanchisseurs, des graveurs, etc.).

Parmi les eczémas de cause externe on peut citer ceux qui se développent consécutivement au séjour de certains liquides de l'organisme, de l'urine, surtout chez les diabétiques, des sécrétions nasales, vaginales, dans les régions où séjourne la sueur (plis). Enfin les parasites animaux, surtout les acares déterminent fréquemment l'eczéma.

C. **Causes internes.** — 1° *Troubles nerveux.* — Si l'eczéma n'offre pas une fréquence particulière chez les individus atteints de grandes maladies nerveuses, il serait commun, pour la plupart des dermatologistes chez des individus atteints de troubles névropathiques. On l'a signalé en particulier chez la femme à la suite d'émotions, d'ébranlements nerveux (Hardy), d'autre part les eczémateux seraient fréquemment des individus irritables, à système nerveux débile. Dans des cas exceptionnels, l'eczéma peut se développer sur des territoires nerveux bien limités (Brocq).

2° *Altérations viscérales.* — Les troubles de l'évolution dentaire ont été incriminés chez l'enfant. Les troubles gastro-intestinaux ont une importance particulière dans l'étiologie de l'eczéma chez l'enfant du premier âge. La plupart de ceux-ci quand ils sont atteints d'eczéma présentent un gros ventre, des alternatives de diarrhée et de constipation, et il n'est pas difficile de constater que leur alimentation n'a pas été ou n'est pas correcte.

Chez l'adulte, la coexistence d'une dyspepsie et de l'eczéma n'est pas rare; nous montrerons que son importance est bien plus grande qu'on ne le croit. La constipation est des plus communes chez les eczémateux, mais c'est un symptôme tellement banal qu'il est impossible d'en déterminer la valeur. L'action des troubles hépatiques dans la genèse de l'eczéma est inconnue. Par contre, les altérations rénales ont été incriminées par de nombreux auteurs. Tilbury Fox accuse dans un grand nombre de cas l'insuffisance de la dépuration urinaire. M. Thibierge (*Ann. derm.*, 85) a constaté cependant que l'eczéma est rare chez les rénaux.

Kaposi note une fréquence particulière chez les femmes atteintes de dysménorrhée ou d'affections utérines. — Les eczémateux rebelles sont souvent atteints de bronchite chronique, d'emphysème, d'asthme.

3° *Troubles généraux de la nutrition. États diathésiques.* — Parmi les troubles de la nutrition qu'on observe chez les eczémateux, les mieux caractérisés sont la diabète, la goutte, les diverses formes de lithiase rénale, l'obésité. Chez les individus un peu âgés atteints d'eczéma séborrhéique ou d'eczéma des plis, celle-ci est presque constante.

Tous ces troubles de la nutrition, d'autres encore se combinent fréquemment chez des individus dont les parents ont souvent offert des troubles analogues. Ce sont eux qu'on appelle des « arthritiques ». L'eczéma paraît, suivant beaucoup d'auteurs français, pouvoir alterner avec des manifestations diverses de cet état diathésique, l'arthritisme, dont la valeur est à déterminer d'une manière précise. Par contre le tempérament, la « diathèse » lymphatique ont été incriminés par Hardy.

Hérédité. — L'hérédité de l'eczéma est admise par presque tous les dermatologistes (Hardy, E. Besnier, Brocq, Unna).

Contagion. — Enfin la contagion possible a été signalée dans les formes séborrhéiques dans des conditions d'observation tout à fait précises. L. Perrin en a rapporté cinq cas.

PATHOGÉNIE

Après avoir énuméré sommairement les causes de l'eczéma telles qu'elles sont exposées dans les livres classiques, nous pouvons nous demander comment des facteurs si différents peuvent produire des lésions identiques. On a soutenu que les uns produisent des lésions eczématiformes et d'autres celles de l'eczéma vrai ; mais à quels caractères distinguera-t-on celles-ci de celles-là lorsque l'étiologie sera ignorée et peut-on indiquer quelque signe clinique ou histologique qui permette de séparer les eczémas de cause externe, des eczémas d'origine nerveuse, des eczémas d'origine diathésique ?

La multiplicité des causes, l'identité des effets impliquent la nature parasitaire des eczémas. Comme toute infection microbienne, l'infection eczématique de la peau ne se développe que lorsque le milieu est favorable à la prolifération du parasite, et en dernière analyse toutes les causes de la maladie agissent en déterminant essentiellement des altérations chimiques du sol cutané. Des altérations morphologiques que nous observons, les unes déterminent ces dernières, d'autres les révèlent, d'autres enfin sont l'expression de la défense de la peau sous la forme d'une réaction séreuse.

Des causes passagères, une défense énergique produisent les phénomènes anatomo-cliniques de l'eczéma aigu.

Des causes persistantes, des altérations graves préalables de la peau, une défense imparfaite produisent les phénomènes anatomo-cliniques de l'eczéma chronique.

Aucune infection cutanée n'est du reste plus que l'eczéma immédiatement sous la dépendance de ses causes et nous en donnerons un exemple frappant à propos de la gale.

Des altérations préeczématiques, les plus importantes, c'est-à-dire les altérations chimiques, nous échappent presque complètement. Les altérations sudorales, par exemple, sont presque inconnues, on sait du reste combien l'étude de la sécrétion physiologique est difficile ; nous ignorons même la réaction normale au papier de tournesol, qui varie aisément, et dont on ne peut définir les variations pathologiques. La présence d'acides organiques ou d'autres composés anormaux n'a pas été recherchée. Nous avons personnellement noté quelques faits grossiers relatifs à l'abondance de la sécrétion, chez les laveuses dont les mains sont eczématisées ; en général il existe de l'hyperidrose palmaire, rarement de l'anidrose.

Les modifications de la sécrétion sébacée jouent un rôle important dans l'eczéma séborrhéique. Chez les séborrhéiques, les corps gras éliminés par la peau sont non seulement trop abondants, mais encore anormaux.

Enfin les altérations du sérum sanguin amènent des troubles dans la nutrition du derme et de l'épiderme. L'*œdème* de la peau qui s'associe si fréquemment au prurit peut jouer un rôle dans le développement du parasite de l'eczéma (gale, prurigo). Mais en général on doit plutôt le considérer comme un phénomène de défense.

Nous connaissons beaucoup mieux, mais non encore dans tous leurs détails, les altérations anatomiques ; certaines agissent en facilitant aux parasites l'accès des couches profondes de la peau ; la plupart sont des facteurs de gravité et de chronicité de l'eczéma. Celui ci paraît constitué dans certains cas par des poussées aiguës qui se renouvellent incessamment sur la peau dont les sécrétions sont altérées, qui est nourrie par un sérum sanguin ou lymphatique anormal. Mais dans la plupart des cas l'eczéma chronique s'accompagne de lésions graves qu'on aurait tort de considérer comme dues uniquement à l'intoxication microbienne. Sans doute celle-ci intervient, mais les lésions essentielles ne lui sont pas dues (*dermatite artificielle latente, sclérose prurigineuse*).

Après ces généralités, nous devons entrer dans le détail des faits, et étudier la pathogénie de l'eczéma dans la plupart des cas où on l'observe.

Le sillon et la vésicule acarienne réalisent les conditions de culture les plus favorables au parasite de l'eczéma (suivant Unna, la vésicule acarienne contient des morocoques). Chez de nombreux galeux on trouve des lésions eczématiques légitimes aux lieux d'élection de la gale, et quand on les surprend à leur origine, on les voit déborder le sillon ou la vésicule qui sont manifestement le point de départ.

L'infection acarienne crée les conditions de développement de l'infection eczématique, mais dès que la première disparaît, la deuxième s'arrête, sauf dans des cas très rares où nécessairement il faut admettre une prédisposition (c'est-à-dire l'existence d'autres causes) qui permet la permanence de l'eczéma. Rien n'est plus instructif que de voir un eczéma acarien guérir rapidement à la suite de la frotte. Les préparations soufrées ont pourtant un effet déplorable sur l'eczéma vulgaire : l'eczéma acarien ne diffère de celui-ci ni par ses lésions ni par sa cause microbienne, mais seule la gale a créé le terrain favorable à son développement; lorsqu'elle est disparue, le terrain ne permet plus le développement du parasite.

Ce fait à lui seul révèle le rôle que les conditions locales de la peau jouent dans l'eczéma; elles créent la gravité de la maladie, elles en amènent la guérison.

D'autres lésions, dans lesquelles la peau est ouverte, peuvent précéder l'infection eczématique. Ainsi les lésions de grattage servent souvent de porte d'entrée. Cependant l'eczéma consécutif à la phtiriase, même très prolongée, est assez rare; dans le prurigo c'est un fait banal. Mais ici, comme nous le verrons, des conditions infiniment plus complexes interviennent et le grattage ne fait que favoriser les auto-inoculations et les réinoculations.

Chez les ichtyosiques, l'eczéma est fréquent, souvent intense et rebelle. On sait que dans l'ichtyose la vascularisation de la peau est diminuée, que les glandes sudoripares sont altérées et que la sécrétion sudorale est considérablement réduite. Ce sont là des conditions qui expliquent la gravité de l'eczéma; les lésions de la surface, hypertrophie de la couche cornée et atrophie du corps muqueux, interviennent également, et favorisent l'inoculation eczématique. Cependant tous les ichtyosiques n'ont pas d'eczéma : il serait tout à fait intéressant d'étudier les conditions pathogéniques accessoires de la dermatose chez eux; ce serait l'occasion de pénétrer plus profondément le mécanisme général de celle-ci.

L'eczéma est fréquent chez les vieillards et surtout grave. En dehors des altérations générales de la nutrition qui chez ces derniers modifient le sol cutané, il faut tenir le plus grand compte des lésions de la peau qui se rapprochent à certains points de vue de celle des ichtyosiques : atrophie de l'épiderme et des papilles, diminution de la vascularisation et des sécrétions.

Nous avons déjà indiqué comment nous comprenons les rapports de l'eczéma et des dermatites artificielles. Aiguës, elles créent des conditions de culture favorables, par l'œdème dermique, par les fissurations épidermiques. Chroniques et latentes, révélées cliniquement par l'état plissé, sec et atrophié de la peau à la face dorsale des mains, par le plissement exagéré et persistant à la face palmaire, elles agissent de même; la localisation, la chronicité de l'eczéma s'expliquent aisément dans ces conditions.

Ajoutons que les eczémas professionnels se développent de préférence à un âge un peu avancé et que la régression sénile joue un rôle[1].

M. Tenneson nous a fait souvent remarquer sur la figure, surtout chez les enfants, l'existence de lésions dues au savonnage journalier : c'est là une dermatite artificielle qui se traduit par une rougeur plus ou moins vive des joues, la sécheresse, l'état squameux et le plissement de la peau. La peau de certains enfants présente donc une susceptibilité anormale, et parfois cette dermatite artificielle se complique d'eczéma.

Du reste, lorsque l'eczéma est développé, la peau ouverte, des corps *qui normale-*

---

1. Leredde, Étiologie et pathogénie de l'eczéma, *Presse méd.*, 8 mai 1897.

ment n'irritent pas la peau normale deviennent dangereux et contribuent ainsi que les lésions anciennes de dermatite artificielle à la persistance de la dermatite. Ainsi le savonnage des mains eczématisées est tout à fait dangereux; nous reviendrons sur ce fait aux chapitres prophylaxie et thérapeutique.

Les irritations dues aux sécrétions pathologiques interviennent encore dans l'eczéma de cause externe. Sur la moustache, quand il n'est pas dû à l'extension d'un eczéma de la région de la barbe, il est consécutif à un coryza, soit par l'inoculation directe des parasites de celui-ci, soit par infection secondaire de la peau irritée par les sécrétions ou enflammée par les parasites du coryza. La première théorie est peu probable, car l'eczéma de la moustache se comporte comme un véritable eczéma et il faudrait admettre l'existence d'un coryza eczématique. Lorsque les lésions du nez sont guéries, l'eczéma disparaît, sauf dans les cas invétérés, où des infections multiples ont produit des altérations dermiques graves.

Le siège de l'eczéma dans les plis montre le rôle que peuvent jouer les altérations sudorales; on l'observe chez des sujets gras, qui n'ont pas toujours un soin suffisant de leur peau : sans que les modifications de la sueur soient bien définies chez ces individus, elles sont sans doute considérables. Dans les plis où la peau est au contact, la sueur, même sécrétée normale, s'altère, des agents de fermentation lèsent la peau et l'eczéma s'inocule aisément. Mais chez ces individus, souvent des plis sont atteints qui ne sont pas au contact : par exemple le pli du coude, le pli du jarret; il faut donc tenir compte chez eux d'autres conditions (altération de la sueur, résistance moindre de la peau de ces régions), les modifications des sécrétions, une fois l'excrétion produite, ne donnant pas une explication suffisante.

Comme les causes externes, les causes internes agiront en altérant la résistance de la peau par modification de ses sécrétions, par lésion de ses éléments anatomiques, etc.

L'intervention des troubles du système nerveux dans la genèse de l'eczéma ne s'explique pas, si on ne fait intervenir des altérations de sécrétion, des troubles de circulation cutanée. L'eczéma limité à des territoires nerveux s'explique facilement de cette manière et démontre l'existence d'une névrite. Quant aux eczémas d'origine émotive, ils exigent toujours une enquête sérieuse; beaucoup des observations publiées sont loin d'être démonstratives, elles concernent des malades à système nerveux débile, qui rattachent à l'émotion tous les troubles qu'ils présentent, et nous voyons fréquemment des femmes expliquer une roséole syphilitique par une peur vive. Si un trouble moral grave peut produire un eczéma, c'est qu'il peut suffire à amener des altérations sanguines, ou des altérations cutanées, qui ne sont pas de l'eczéma, mais en favorisent le développement.

Toutes les altérations du chimisme urinaire révèlent des altérations du milieu intérieur sanguin et lymphatique; ce sont ces dernières qui dans les troubles de la nutrition amènent l'eczéma en modifiant l'équilibre des fonctions de la peau. Qu'il s'agisse de la goutte, du diabète, de la lithiase rénale, des troubles de la nutrition encore mal déterminés et mal classés, le mécanisme de l'eczéma est le même. Toujours il se développe sur les tissus dont la nutrition est défectueuse, et les causes internes agissent sur celle-ci comme les causes externes. Tous ces troubles de la nutrition peuvent être héréditaires : l'eczéma héréditaire n'est pas d'une interprétation difficile. Quant aux altérations viscérales qui ont été accusées, certaines sont indifférentes; d'autres, par exemple la dysménorrhée, résultent d'une altération sanguine qui favorise d'autre part la production de l'eczéma; d'autres enfin agissent directement sur la composition du sérum sanguin [1].

Rapports de l'eczéma et des prurigos. — *a.* De toutes les lésions cutanées visibles qu'on observe dans le type de prurigo décrit par Hebra, l'eczéma, plus ou moins lichénifié, localisé aux faces externes des membres ou plus étendu est, en dehors des lésions de grattage, la plus banale, parfois la seule. Chez l'enfant du pre-

---

1. Lorsque l'étude des troubles de nutrition préeczématiques aura été poussée aussi loin que le permettent les méthodes d'exploration actuelles, on peut se demander ce qui restera de l'ancien eczéma arthritique. Le mot arthritique désigne scientifiquement un ensemble de troubles de nutrition héréditaires; pratiquement, nous l'appliquons à tout ce que nous ignorons parmi les troubles de nutrition; et le mot eczéma arthritique veut dire simplement à l'heure actuelle : eczéma de cause interne inconnue.

mier âge des éléments d'urticaire, des papules de prurigo (séropapules de Tommasoli) sont des symptômes de la maladie. Mais l'urticaire disparaît de bonne heure, les papules de prurigo, très nombreuses et bien caractérisées chez certains enfants, sont rares chez d'autres : on peut admettre même qu'elles ne se développent que dans les placards eczématiques. Du reste, nous pensons, après E. Besnier, Hallopeau, Barthélemy, que la séropapule n'est pas un élément nécessaire et que la maladie peut exister sans qu'elle se révèle.

Un type de prurigo analogue peut se développer chez l'adulte (E. Besnier).

A côté de ces prurigos généralisés, intenses, nous avons noté l'existence, chez l'adulte en particulier, de types atténués et limités. Il est fréquent d'observer dans des eczémas lichénifiés peu étendus du prurit et des lésions de grattage, *parfois étendus à toute la surface du corps*, parfois s'étendant au voisinage de la lésion eczématique seule.

Enfin, l'eczéma aigu survient souvent chez des individus qui offrent du prurit et des lésions de grattage depuis un certain temps. Et souvent avant l'éruption on observe des éléments de prurigo, de *lichen simplex aigu*.

b. Ces faits nous permettent d'arriver à des cas plus complexes où l'eczéma survient à peu près en même temps que le prurit. C'est dans ces faits qu'on observe ce que Hebra et Kaposi décrivent sous le nom d'eczéma papuleux : des saillies rouges qui rapidement se vésiculisent. Ces lésions d'eczéma papuleux sont pour nous des lésions de prurigo, de lichen simplex aigu, qui s'eczématisent de suite, et nous considérons les cas de ce genre comme des plus fréquents.

Le prurigo de Hebra, le prurigo diathésique ont été attribués à des causes multiples; leur pathogénie est tout à fait obscure. Les troubles diathésiques, des troubles nerveux ont été incriminés par de nombreux auteurs. Cependant on tend depuis quelques années à rattacher le prurigo à un trouble de nutrition, en particulier, à des troubles gastriques (Barthélemy, Besnier, Feulard), à des troubles urinaires (Besnier).

Or, si l'on examine le suc gastrique des individus atteints de prurigo de Hebra, de prurigo diathésique, de prurigos circonscrits, *d'eczéma prurigineux avec formation de papules*, on constate d'une manière constante l'existence de fermentations principalement butyriques [1].

Souvent la dyspepsie est latente, *aucun symptôme ne la révèle*.

La guérison des fermentations gastriques amène la guérison du prurit et des lésions cutanées, ce qui établit la relation de cause à effet entre les troubles gastriques et les altérations de la peau.

Le mécanisme de la papule de prurigo, des lichénifications diffuses, circonscrites, nous est inconnu. Nous ne croyons pas à l'origine nerveuse de ces lésions, et le prurit est pour nous le symptôme d'une irritation toxique du derme. Une altération du sérum sanguin d'origine gastrique amènerait l'œdème limité, la sclérose du derme. Nous nous demandons même, si dans le prurigo avec prurit généralisé, il n'existe pas un œdème diffus de la peau. Peut-être des altérations sudorales jouent-elles un rôle (?).

Mais, et ceci nous ramène à notre sujet principal, la genèse de l'eczéma est dans tous ces cas des plus faciles à comprendre. Les lésions de grattage déterminent la pénétration des germes; les fermentations gastriques amènent des modifications des sécrétions cutanées; il existe de l'œdème de la peau. L'eczéma apparaît, exaspéré par le grattage et — si la « sclérose prurigineuse » du derme se développe — l'eczéma persiste.

Tous ces faits nous montrent en outre l'intervention des troubles dyspeptiques latents dans un grand nombre de cas d'eczémas. Sans doute l'eczéma aigu et l'eczéma chronique d'origine interne ne sont pas toujours dus à des fermentations gastriques, mais ils le sont beaucoup plus souvent qu'on ne le croyait — et pour établir qu'elles n'ont pas d'action dans un cas donné, il est nécessaire d'examiner le suc gastrique.

ÉTUDE ANATOMO-CLINIQUE

I

ECZÉMAS VÉSICULEUX

A. Eczéma aigu. — Il faut comprendre dans l'eczéma aigu des lésions atténuées, passagères, dont le cadre s'étendrait peut-être singulièrement

---

1. Albert Robin et Leredde, *Acad. de médecine*. (Mém. inédit.)

si l'on pouvait donner au mot eczéma un sens bactériologique. Des vésicules isolées qu'on observe en dehors des placards principaux d'eczéma, ont une évolution aiguë; d'autre part les vésicules de la gale sont de l'eczéma au sens bactériologique du mot. Peut-être certaines lésions vésiculeuses disséminées du cuir chevelu, sans rougeur, sans alopécie, en sont-elles également. Mais les auteurs classiques réservent le terme eczéma aigu à des lésions qui non seulement présentent une évolution rapide, mais encore ont une intensité toute particulière.

Nous distinguerons dans l'eczéma aigu vulgaire trois périodes : une de début, une d'état, une de régression.

Le début d'un eczéma aigu, quelque peu étendu, s'accompagne parfois de phénomènes généraux, de troubles gastro-intestinaux, de troubles nerveux surtout, insomnie, inquiétude, et d'un peu de fièvre. Souvent l'éruption est précédée par du prurit.

Les premiers phénomènes locaux sont d'origine dermique. On observe une *rougeur* vive, une légère élévation de la température locale, mais surtout de la tuméfaction, de l'*œdème* (période érythémateuse). La peau est tendue, l'œdème est très apparent dans certaines régions, dans l'eczéma des régions génitales de l'homme, dans l'eczéma des mains, au niveau de la face dorsale et des doigts, qui paraissent boudinés, dans l'eczéma de la face au niveau des paupières : les yeux sont presque clos, et des oreilles : le conduit auditif externe est oblitéré par le gonflement de la peau qui le revêt, les oreilles sont volumineuses, leurs plis s'effacent.

Dans la peau ainsi altérée on remarque parfois de petits éléments papuleux éphémères dont l'interprétation est difficile; ils peuvent être dus à la vésiculation non encore apparente; ou bien il s'agit de papules de lichen simple aigu. A la période d'état, les lésions épidermiques deviennent évidentes; ce sont d'abord des vésicules excessivement fines, parfois très nombreuses et presque confluentes.

Les *vésicules* ne sont apparentes que lorsque la couche cornée est devenue tout à fait mince au-dessus d'elles; pour bien les voir, il faut examiner très obliquement la surface cutanée. Rapidement elles se rompent, en laissant des érosions de couleur plus rouge que les parties intermédiaires, érosions presque microscopiques qu'il faut étudier à la loupe.

Ces vésicules sont parfois imperceptibles à la face, tant elles sont petites, tant leur évolution est éphémère; elles sont plus volumineuses aux mains, où elles peuvent atteindre le volume d'une tête d'épingle. Mais il n'y a pas d'eczéma aigu sans vésicules; elles précèdent immédiatement le phénomène capital qui suivra leur rupture, le suintement. Souvent, au contraire, les vésicules sont volumineuses et acquièrent même le volume de phlycténules, de bulles, les unes comme les autres fragiles, éphémères, évoluant par séries renouvelées, subintrantes : eczéma à grosses vésicules, phlycténulaire, bulleux, pemphigoïde (Besnier).

· Le *suintement* traduit l'œdème excessif du derme, l'imbibition du corps papillaire par le sérum sanguin plus ou moins modifié, qui est éliminé par l'épiderme, tant que persiste la période d'état. L'intensité du suintement est en rapport direct avec l'intensité de l'eczéma ; il se produit sur toute la surface malade. Le liquide est jaune clair, chargé d'albumine et empèse le linge. A cette période la rougeur, la tuméfaction sont à leur maximum. Le prurit est moins marqué qu'à la période initiale. Parfois il s'agit plutôt de cuisson, de brûlure que de démangeaison. L'intensité varie du reste beaucoup suivant la sensibilité du sujet. Le liquide se concrète en *croûtes* molles jaune doré, formant quand elles sont très abondantes une carapace irrégulière ; l'absence de globules blancs en abondance permet de distinguer cet eczéma « impétigoïde » de l'eczéma « impétigineux ».

L'extension de la maladie est très variable ; elle peut se généraliser presque complètement, ne différant des dermatites exfoliatrices que par le suintement abondant et la présence de certaines régions tout à fait saines.

Le passage de la période de suintement à celle de régression se fait très lentement ; le suintement diminue, les croûtes sont moins abondantes, l'œdème se résorbe, la rougeur est moindre. A ce moment on voit souvent un aspect ponctué, dû aux vésicules ouvertes.

La période de régression commence lorsqu'il ne se forme plus de croûtes, ce qui indique l'arrêt de la transsudation séreuse à travers l'épiderme. Mais la réparation de celui-ci est des plus difficiles, la kératinisation reste anormale ; il est d'abord mince, tendu, transparent, c'est l'aspect pelure d'oignon (période d'épiderme lisse). La couche épidermique ainsi constituée est destinée à tomber au bout de quelque temps et laisse à découvert une nouvelle couche formée de même. Puis des squames fines, larges d'abord, de plus en plus petites ensuite, apparaissent, un peu humides ; elles deviennent ensuite sèches, mais ne s'exfolient que peu à peu : période de desquamations successives (Brocq). Le prurit est parfois plus intense qu'à la période d'état (Besnier).

Pendant cette période, excessivement longue dans certains cas, le derme reste congestionné, la peau est rouge ; et même, si l'eczéma atteint une région du corps et non la région symétrique, on peut s'assurer en prenant la peau entre les doigts qu'elle est encore épaissie.

La guérison se fait enfin, mais les régions atteintes resteront des régions de moindre résistance et de nouvelles poussées s'y produiront aisément.

La durée de l'eczéma aigu correctement traité est de quelques semaines, sauf chez des individus d'une susceptibilité exagérée. Quand il se prolonge, c'est sous forme de poussées nouvelles sur les points déjà malades ou à distance, parfois dues à une thérapeutique trop active, parfois sans cause connue. Le passage à l'état chronique se produit parfois, bien qu'en général l'eczéma chronique le soit d'emblée.

B. Eczéma chronique. — Quoique certaines différences histologiques séparent les réactions eczémateuses chroniques des réactions aiguës, on retrouve cliniquement dans les premières tous les symptômes de celles-ci. La rougeur, l'œdème, les vésicules, les croûtes, le suintement, les squames appartiennent aux unes et aux autres.

Mais dans l'eczéma chronique, il n'y a plus de succession régulière, de poussées aiguës et subaiguës, au sens légitime du mot eczéma aigu ; de véritables récidives se produisent sur tel point, tandis que sur d'autres on assiste à la phase de régression. Les altérations sont disséminées sans aucun ordre ; les plus récentes ne se rencontrent pas toujours à la periphérie : il existe cependant des formes presque figurées, à évolution excentrique, où l'on voit le centre des placards eczémateux en régression, tandis qu'à la périphérie évoluent les lésions initiales (eczémas trichophytoïdes).

Il faut encore noter, chez un eczémateux, les différences d'âge et d'évolution qui distinguent certains foyers de certains autres. Ainsi on observe, d'une manière banale, des lésions torpides, chroniques aux mains et des lésions subaiguës à la face ; celles-ci guériront beaucoup plus rapidement que les autres, antérieures cependant.

Aux réactions épidermiques de tout eczéma s'associent dans les formes chroniques des altérations nouvelles. La peau ouverte est facilement envahie par des infections externes. Le siège de l'eczéma modifie d'une manière considérable son aspect ; nous aurons à étudier en détail les variétés régionales de la maladie ; nous pouvons dès à présent signaler l'eczéma des plis (e. intertrigo) où la macération détermine un décapage continuel qui fait disparaître les croûtes et met le corps muqueux à nu : les infections secondaires y sont faciles. Signalons encore l'eczéma hyperkératosique de la paume des mains et de la plante des pieds, l'eczéma du cuir chevelu, etc.

Mais les caractères propres à l'eczéma chronique résultent également des modifications qu'il détermine dans le derme. L'infection eczématique permanente peut s'accompagner d'hyperémie et d'œdème persistants, de plus en plus profonds, qui amènent des altérations épidermiques secondaires de forme spéciale, comme on les observe dans les eczémas variqueux chroniques. Ailleurs se développent des lésions de plus en plus profondes et de plus en plus graves (eczéma lichénifié).

Les régions eczématisées se confondent peu à peu avec les régions saines ; les lésions n'ont pas de bord ; leur coloration s'atténue, quelques croûtelles disséminées, implantées sur de légères saillies se retrouvent à la périphérie, indiquant des lésions vésiculeuses aberrantes.

L'absence de bords est une règle qui comporte des exceptions : parfois on observe des placards bien limités même dans des formes qu'il faut attacher à l'eczéma vulgaire. Nous avons déjà cité l'eczéma trichophytoïde. Des bords nets s'observent dans les eczémas des régions sudorales, dans certaines formes surélevées, dans certains eczémas lichénifiés. Quelquefois on observe à la périphérie, en quelques points, une fine bordure épidermique adhérente par son bord externe à la peau saine, analogue à celle qui est d'observation banale dans l'ecthyma, mais qu'on retrouve dans une foule de lésions parasitaires de la peau, même le psoriasis.

La saillie des lésions est souvent nulle, quoique en prenant la peau entre les doigts on puisse souvent constater un léger épaississement. Mais lorsque l'eczéma est rouge, œdémateux, qu'il existe des poussées aiguës

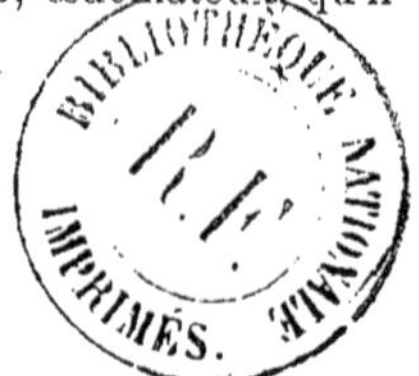

subintrantes, les lésions sont surélevées. L'analyse des symptômes est des plus difficiles. Il faut chercher le type des lésions eczématiques chroniques dans les formes où il n'y a pas d'infection secondaire sur les membres supérieurs en dehors des plis, sur le tronc, sur les membres inférieurs seulement quand il n'y a pas de varices.

α. Lésions dermiques. — La *rougeur* appartient à toutes les formes : elle est plus ou moins vive et s'exagère à l'occasion des poussées aiguës. Parfois elle disparaît, il n'existe que des lésions épidermiques, même des vésicules; alors on touche à la guérison. Dans l'eczéma de la paume des mains et de la plante des pieds, la rougeur manque presque toujours. Aux membres inférieurs variqueux, la teinte est souvent foncée, violacée, même purpurique.

L'*œdème chronique* se traduit par l'épaississement de la peau, résultat de l'infiltration dermique plus que de l' « acanthose ». Comme dans tout œdème limité du derme il ne s'agit pas d'un œdème mou, la peau résiste comme une peau normale. Lorsque la résistance de la peau augmente, lorsque le plissement de la peau entre les doigts devient difficile, il y a *lichénification*.

β. Lésions épidermiques. — La surface des lésions eczémateuses est des plus irrégulières. Rarement on constate des *croûtes* généralisées, épaisses et molles : elles appartiennent à une poussée aiguë ou à une impétiginisation secondaire. Presque toujours les croûtes sont discrètes, partielles, limitées à quelques points où elles traduisent une vésiculation ou un suintement plus intense.

Sous le nom d'eczéma cannelé, **M. Brocq** a décrit une forme assez commune où l'on constate à la limite des croûtes qui couvrent les plaques disséminées, des cannelures fines, concentriques.

Enlevées les croûtes laissent voir des *érosions* très petites, punctiformes (état ponctué), plus rouges que la surface eczématique voisine. Ces érosions se voient à la suite d'une dénudation spontanée du corps muqueux.

Tout *suintement* un peu abondant répond à des poussées aiguës. Mais il est facile de le déterminer par des applications de caoutchouc et de montrer son existence dans l'eczéma chronique. Il est normalement imperceptible, mais continu; il contribue à la formation des croûtes.

La *vésicule non ouverte* est d'observation très rare. Elle se traduit par de petites saillies acuminées. Parfois elle s'exagère, et c'est ainsi qu'on peut voir aux pieds et aux mains de véritables phlyctènes dues à la fusion des vésicules les unes dans les autres, ou même des bulles hémisphériques tendues, remplies de liquide citrin.

Les *squames* sont sèches, minces, transparentes, très irrégulières. Parfois la desquamation se poursuit longtemps et l'eczéma peut prendre à sa terminaison un aspect séborrhéique qu'il n'offrait pas au début.

A la période de guérison, les squames peuvent se limiter à la périphérie des placards. Le centre offre parfois un aspect *cicatriciel temporaire*, il est déprimé, de couleur violacée, l'épiderme est lisse. Nous avons surtout observé cet aspect, sur lequel les auteurs classiques n'insistent pas suffisamment, à la face dorsale des mains.

Le prurit, les sensations de brûlure appartiennent à l'eczéma chronique comme à l'eczéma aigu, mais en général sont moins intenses. Lorsqu'ils sont très marqués, c'est qu'il existe un état nerveux, et surtout, croyons-nous, une intoxication d'origine gastrique.

Il est impossible, et c'est ce qui explique les difficultés du pronostic, de prévoir la durée d'un eczéma chronique dont on ignore et dont on ne peut traiter la cause. Tout placard peut être le siège de nouvelles poussées, toujours de nouveaux foyers peuvent se développer.

C. **Eczéma lichénifié.** — L'eczéma lichénifié est un eczéma chronique dont on ne peut expliquer la permanence par des fautes thérapeutiques ou d'hygiène cutanée, et qui ne s'accompagne guère de poussées aiguës locales. Ici, les lésions épidermiques passent au second plan, et la lésion dermique persistante domine le processus anatomo-clinique. Ces lésions de l'eczéma lichénifié sont toujours très prurigineuses; on observe fréquemment des croûtes sanguines de grattage. Cet eczéma se caractérise cliniquement par l'épaississement et l'induration plus ou moins prononcée, sa durée, et la sécheresse superficielle. La lichénification est attribuée par MM. Brocq et Jacquet au grattage; nous pensons que celui-ci peut exagérer les lésions, mais que la sclérose lichénienne est due à des causes beaucoup plus complexes (dermite chronique d'origine artificielle ou lichénification d'origine interne, identique à celle du lichen simple chronique).

II

ECZÉMAS AVEC INFECTIONS SECONDAIRES

Nous éliminerons de cette description les infections secondaires, développées à distance des régions eczématiques, furoncles, ecthyma, lymphangites. Elles se développent surtout lorsque l'eczéma est prurigineux. Nous n'étudierons dans ce chapitre que les infections développées sur l'eczéma en surface (e. impétigineux), ou en profondeur (e. avec folliculites) et les infections évoluant en même temps que l'infection eczématique. C'est de cette manière que nous comprendrons l'eczéma séborrhéique (v. Classif. provisoire des eczémas).

1° **Eczémas et impétigos.** — Sur le nom d'eczémas impétigineux, on confond à l'heure actuelle des faits différents.

a. Certains eczémas aigus s'accompagnent de croûtes abondantes, souvent dorées, résultat d'une sécrétion exagérée. Ils sont impétigineux si l'on entend par ce mot la présence de croûtes molles épaisses, quelle que soit leur origine.

b. Mais d'autres eczémas s'accompagnent de croûtes jaunâtres, limitées à leur origine à quelques points de leur surface, et qui sont l'effet d'infections secondaires superficielles, sans doute staphylococciques en général. C'est la seule forme actuellement connue, qui mérite le nom d'eczéma impétigineux. Souvent on trouve, en dehors des foyers eczématiques, des pustulettes d'impétigo vrai. Par exception cet eczéma devient végétant (Hallopeau).

2° Eczémas et folliculites. — Dans les régions sudorales, dans les régions pilaires, en particulier la barbe, des infections secondaires peuvent se développer en profondeur et atteindre les follicules pileux, les glandes sudoripares (?). La forme la mieux étudiée est celle de la barbe, où, dans les eczémas un peu anciens, on voit survenir une légère induration puis des nodules, et plus tard la dépilation et l'atrophie cicatricielle limitées ou diffuses (folliculites sycosiques dues au staphylocoque). (Unna.)

3° Eczémas séborrhéiques. — (*Eczémas vésiculeux avec association d'infections séborrhéiques*) — Avant d'étudier l'eczéma séborrhéique, nous devons exposer aussi brièvement que possible l'état actuel de la question des « séborrhées », des lésions cutanées dont l'hypersécrétion grasse est un caractère essentiel.

Comme nous l'avons vu, Unna définissant l'eczéma un catarrhe de la peau, c'est-à-dire une inflammation superficielle où les lésions du derme peuvent être uniquement microscopiques, classe les séborrhées dans l'eczéma, parce qu'il aurait reconnu l'origine inflammatoire de la plupart des lésions considérées par Hebra et Kaposi comme un trouble fonctionnel des glandes sébacées. L'excrétion grasse qui leur appartient est due à l'inflammation des glandes sudoripares. Mais cette inflammation est d'observation histologique exceptionnelle, et depuis ses nouveaux travaux, Unna explique l'hypersécrétion grasse par la présence dans la peau de microbes qui auraient une action « sébotactique », de même que la plupart des microbes des infections profondes ont une action « chimiotactique », vis-à-vis des globules blancs qu'ils attirent ou repoussent.

Au point de vue clinique, Unna comprend sous le nom « d'eczémas ou parakératoses séborrhéiques », des formes élémentaires simples : des taches jaunes, grasses, limitées de la peau; des taches hyperémiques; des taches squameuses (pityriasis), — et des formes élémentaires composées, du type circonscrit, pétaloïde, nummulaire, annulaire et concret. L'hyperidrose huileuse n'est pas, selon Unna, un catarrhe séborrhéique[1]. Aujourd'hui la question est entièrement posée sur le terrain bactériologique.

Les recherches de Sabouraud nous ont montré que *l'hyperidrose huileuse, acné fluente de Biett, est d'origine microbienne, due à un microbacille qui prolifère dans l'utricule pilaire, au milieu d'amas de squames cornées, et amène par oblitération de cet orifice l'hypertrophie et l'hypersécrétion des glandes sébacées, d'autre part, par intoxication, l'atrophie du follicule pileux. Sabouraud donne à cette affection, et à elle seule, le nom de séborrhée grasse.*

Le pityriasis du cuir chevelu est une infection secondaire de la peau atteinte de séborrhée grasse. Certaines formes d'eczéma séborrhéique ainsi que l'acné ont encore la séborrhée grasse pour substratum nécessaire.

Nous ne comprendrons dans « l'eczéma séborrhéique » que les taches hyperémiques et les formes élémentaires composées, en faisant remarquer *qu'il faudra éliminer certaines formes le jour où on définirait la maladie d'une manière correcte* : l'ensemble des lésions dues à la symbiose des parasites

---

1. Voir Unna, *Sammlung klinischer Vorlræge*, anal. in *Ann. derm.*, 1894.

de l'eczéma et des parasites des « séborrhées ». Déjà, à un point de vue purement anatomique, on est autorisé à éliminer une série de lésions où il n'existe ni vésiculation ni suintement séreux associés à l'hyperémie.

Symptômes. — Les formes typiques séborrhéiques ont deux caractères essentiels : leurs bords nets et leur évolution centrifuge. Elles ont une forme régulière, dès leur début, qu'elles conservent en s'agrandissant; souvent elles guérissent au centre. Au moins les altérations y sont-elles toujours moins prononcées qu'à la périphérie. Lorsque les figures eczématosébor-rhéiques annulaires arrivent au contact de figures semblables, les lésions guérissent au point de contact suivant la règle dermatologiques et on observe des formes polycycliques élégantes, eczémas marginés, figurés, et des segments de cercle indépendants les uns des autres.

L'hyperémie et l'œdème sont en général modérés; ils peuvent déterminer principalement le relief des plaques, l'aspect saillant papuleux des lésions érythémateuses, et surtout la surélévation fréquente des bords. La desquamation est parfois fine, et ne se perçoit qu'à l'ongle, qui enlève des croûtelles sèches ou grasses. En général les lésions épidermiques sont plus intenses; à la périphérie des éléments, on trouve une croûte annulaire très fine; enlevée elle laisse un sillon mince, *humide*, correspondant à une évolution vésiculaire.

Les altérations de l'épiderme peuvent évoluer sur le type psoriasiforme; les éléments hyperémiques, circonscrits, figurés, petits ou larges sont recouverts de squames sèches, blanches, brillantes, analogues ou identiques à celles du psoriasis. L'association d'autres lésions non psoriasiformes, le siège dans les régions de flexion, le suintement perceptible lorsqu'on enlève les squames sont les seuls éléments qui distinguent ces lésions du psoriasis. Le prurit est inconstant, mais moins rare que ne paraissent le croire beaucoup d'auteurs.

Formes. — a. *Taches hyperémiques.* — Ce sont des taches finement squameuses, très grasses à leur surface et prenant alors une teinte rouge jaunâtre spéciale. Ces lésions sont très voisines des taches jaunes que nous avons signalées au chapitre Étiologie. D'après Unna ces dernières peuvent devenir hyperémiques; d'autre part l'hyperémie peut disparaître au moment de la guérison et les taches reprendre une coloration jaune. Ce sont là les lésions les plus simples de l'eczéma séborrhéique.

Les autres sont décrites par Unna comme des formes composées.

b. *Type circonscrit.* — M. Besnier l'a décrit en 1884 comme une affection parasitaire de la peau, caractérisée par des disques érythémateux, avec saillie acnéiforme des follicules pilosébacés, et bordure finement incisée, occupée par une croûtelle légère. De petits éléments papuleux avec croûtelles, et quelquefois une fissure périphérique fine se retrouvent autour et représentent les lésions initiales.

c. *Type pétaloïde.* — Ce sont des lésions figurées, élégantes, qui s'étendent de la région sternale sur le tronc, même sur les membres. Leur coloration est rouge jaunâtre à la périphérie, jaunâtre au centre; on trouve à leurs limites les orifices pilosébacés dilatés.

d. *Type nummulaire*. — Souvent généralisé, on peut l'observer dans des formes aiguës. Ce sont des plaques saillantes recouvertes de squames et de croûtes, excessivement grasses, qui respectent une légère zone, à la limite des plaques. Sous les squames l'épiderme est brillant, humide, et on voit quelquefois de petites érosions rouges très suintantes. Lorsque le suintement devient très abondant, les croûtes grasses disparaissent.

e. Le *type annulaire* n'est que le type précédent, où se fait une évolution excentrique avec guérison centrale. Souvent les squames sont sèches et l'aspect se rapproche de celui du psoriasis.

Enfin Unna admet un *type concret*. Des concrétions grasses, qui pour lui viennent des glandes sébacées, recouvrent une couche cornée humide. Lorsque ces lésions s'observent au cuir chevelu, elles amènent toujours l'alopécie. Elles ont une marche des plus lentes, sont très tenaces; c'est la forme la plus chronique du catarrhe séborrhéique.

Évolution. — Les parakératoses séborrhéiques ont une évolution des plus lentes. On les découvre chez des sujets qui depuis leur enfance ou leur adolescence offrent des squames du cuir chevelu, des « pellicules ». Tant que l'état squameux du cuir chevelu persiste, d'autre part, l'affection n'est pas guérie, et des récidives surviennent sur le corps du fait d'inoculations nouvelles.

Les localisations essentielles dans les formes simples sont le cuir chevelu et les régions adjacentes de la face, les plis de celle-ci, les régions sternale et interscapulaire. Mais elles peuvent manquer; d'autre part, on observe parfois des poussées à tendance généralisée : en quelques jours la maladie prend une diffusion marquée, même dans ses formes non suintantes.

III

FORMES RÉGIONALES DES ECZÉMAS

Aucune dermatose n'est modifiée au même degré que l'eczéma par le siège qu'elle affecte, par les conditions anatomiques spéciales aux régions pilaires, aux régions sudorales, aux téguments de la face, aux plis de contact de la peau, etc. Peut-être parmi les formes que nous allons étudier, certaines ne méritent-elles pas le nom d'eczéma et sont-elles dues à des infections eczématoïdes de la peau; cependant la nature vraie paraît déterminée en général par la possibilité d'infections eczématiques à distance, bien caractérisées, dont elles ont été le point de départ.

L'eczéma aigu, les poussées aiguës au cours d'une forme chronique, déterminent au *cuir chevelu* de l'œdème, la rougeur, des croûtes, du suintement, parfois abondant au point d'agglutiner les cheveux. En général la face, les oreilles sont envahies, dans la suite. Parfois le début se fait par ces régions; le cuir chevelu est secondairement atteint. La chute des cheveux peut s'observer dans les eczémas graves. Des infections secondaires, diverses formes d'impétigo sont d'observation banale; elles sont favorisées par la rétention des croûtes et des produits de suintement.

Il nous paraît impossible de déterminer exactement ce qu'on doit entendre par eczéma chronique du cuir chevelu. Le critérium pratique qui distingue les eczémas, lésions cliniquement hyperémiques, d'autres infections superficielles de la peau, manque ici. Il faut, sur le cuir chevelu, une hyperémie intense pour produire une rougeur à peine perceptible; de nombreuses lésions dont la nature eczématique se juge par les caractères qu'offrent les foyers d'extension sur la face ne présentent aucune rougeur, et ne se traduisent que par des réactions épidermiques.

La forme banale de l'eczéma chronique du cuir chevelu est l'eczéma séborrhéique. Souvent il n'existe qu'une desquamation plus ou moins sèche ou grasse, mais sur la lisière du cuir chevelu, et sur le front, on trouve des foyers hyperémiques arrondis, couverts de squames grasses, ou sèches, parfois cohérents, à bords bien limités et formant ce que Unna appelle la « couronne séborrhéique ». Parfois la peau du cuir chevelu est vaguement rouge. Enfin les lésions peuvent former des foyers squameux, secs, psoriasiformes, isolés les uns des autres. Le suintement s'associe rarement à ces lésions et peut être constaté en enlevant du doigt les croûtes qu'il détermine. A leur origine, à leur terminaison, les lésions eczématiques chroniques du cuir chevelu ont le type clinique du pityriasis capitis.

L'*eczéma auriculaire* devient aisément rebelle. La rougeur, la tuméfaction sont intenses, la peau est tendue, les plis sont effacés, la vésiculation est en général discrète. Des fissures se produisent souvent, dans le sillon rétro-auriculaire, où elles peuvent persister à l'état suintant et croûteux et amener des récidives de l'eczéma sur les régions voisines. Signalons enfin la surdité par accumulation de squames dans le conduit auditif externe, due à l'eczéma quelquefois limité de ce conduit, qui est en général un eczéma sec, à squames grasses, d'essence séborrhéique.

Chez l'enfant, l'*eczéma facial* est presque toujours généralisé; Unna distingue trois formes : e. de dentition, e. tuberculeux, e. séborrhéique.

L'eczéma de dentition est la forme la plus commune. En réalité il se rattache à des troubles digestifs. Il respecte généralement les plis. Les lésions sont très rouges, très vésiculeuses, très suintantes, très prurigineuses. Il résiste aux divers modes de traitement.

Cette forme est souvent liée au prurigo de Hebra, qui se présente sur le corps sous une forme quelconque, discrète, ou associée à des plaques d'eczématisation chronique. Dans ces cas l'eczéma de la face est généralement très œdémateux : les téguments sont épaissis, lichénifiés, mais la lichénification est plus diffuse que dans les eczémas du reste du corps; la peau est plus épaisse, et moins résistante au doigt que sur les bras, par exemple.

L'eczéma tuberculeux de Unna est à proprement parler un eczéma des lymphatiques. Consécutivement ou simultanément à des inflammations chroniques de la conjonctive, du nez, de l'oreille moyenne, on voit dans les plis de la face un état rouge, avec œdème vague de la peau, des croûtes, un léger suintement. S'il existe des vésicules, elles sont volumineuses; on constate des polyadénopathies. Cet eczéma est peu prurigineux. S'agit-il réellement d'eczéma ou de dermite impétigineuse? Souvent on trouve sur la face, en dehors des plis malades, des foyers d'impétigo vulgaire ; souvent l'affection a été mal traitée, ou respectée par les parents imbus des préjugés populaires.

L'eczéma séborrhéique atteint de préférence les plis ; il coexiste avec des croûtes et des squames sur le cuir chevelu, des lésions des oreilles. C'est un eczéma beaucoup moins rebelle et beaucoup moins irritable que les autres formes.

Chez l'adulte, l'eczéma généralisé de la face est en général aigu ; chronique, il se limite, se systématise à certaines régions. Souvent il complique la séborrhée grasse et l'acné. Dans certains eczémas séborrhéiques du cuir chevelu, on trouve, entre les poils des *sourcils*, des squames grasses — tout autour de la rougeur, souvent les poils tombent.

L'eczéma aigu des *paupières* amène une rougeur intense, le gonflement des paupières, même l'occlusion de la fente palpébrale, et parfois l'ectropion. Par la fente s'écoule un liquide jaunâtre qui se concrète en croûtes.

Deux formes d'allure chronique méritent une mention spéciale : l'eczéma conjonctivo-palpébral, qui s'associe parfois à l'eczéma séborrhéique du cuir chevelu (Leloir), et l'eczéma ciliaire. Celui-ci se traduit par de la rougeur, ou simplement quelques croûtes, la chute fréquente des cils ; les auteurs insistent sur son association fréquente avec l'eczéma chronique de la région de la moustache, de la barbe ; nous ajouterons à cette liste la rhinite chronique.

M. Besnier distingue quatre formes d'*eczéma des lèvres* : l'e. orbiculaire, l'e. hypertrophiant, l'e. pilaire sous-narinaire et l'e. séborrhéique de la partie rouge des lèvres.

La première est une affection suintante ou sèche, fissurée, fendillée, dessinant de fines rhagades rayonnant autour de l'orifice buccal, se localisant aux commissures où il s'éternise, et où il peut simuler des plaques syphilitiques commissurales, — très pénible, en raison de la défiguration et des douleurs ou de la gêne fonctionnelle, que renouvelle incessamment l'écartement des fissures dans tous les mouvements de la bouche.

Cet eczéma est souvent dû à des altérations de la salive, à l'usage de dentifrices irritants, en particulier de ceux qui contiennent du salol.

L'eczéma hypertrophiant des lèvres supérieure ou inférieure est lié à une lymphangite chronique de ces légions, due elle-même à des infections nasales chroniques. Les lèvres sont tuméfiées ; les lésions eczématiques ont une teinte un peu violacée ; elles sont torpides, peu suintantes.

Sous le nom d'eczéma séborrhéique de la partie rouge des lèvres on comprend des lésions vues par Bateman, décrites par Rayer, et sur lesquelles M. Besnier a attiré à nouveau l'attention. A la surface de la partie rouge des lèvres se produisent et se reproduisent des squames plus ou moins larges, adhérentes à leur centre, tandis qu'elles se détachent sur les bords. Cette affection très rebelle s'accompagne d'une tension gênante ; de temps à autre surviennent des poussées aiguës, accompagnées de rougeur et de gonflement. Fréquemment on constate autour de la bouche des lésions d'eczéma séborrhéique vrai.

Nous ne sommes pas bien fixés sur la nature, les lésions, la définition récise des « eczémas pilaires » qu'on observe aux *lèvres* et sur la *région de la barbe*. On comprend sous ce nom toutes les infections accompagnées de rougeur, non suppuratives en surface ou en profondeur, et ne formant pas de nodules. Mais souvent elles s'associent à des lésions de suppuration superficielle, ou à des infiltrations profondes, celles-ci comprises sous le nom de sycosis.

L'eczéma pilaire de la lèvre supérieure est toujours lié à un coryza parfois aigu, généralement chronique. Nous l'avons vu unilatéral dans un cas où une seule narine était prise, associé à une conjonctivite du même côté. Le début peut se faire par de petites vésicopustules à centre pilaire (Besnier). On observe de la rougeur, de la tuméfaction, que masquent les sécrétions retenues dans les poils de la moustache. La région épilée paraît rouge, non suintante. Cet eczéma s'étend dans quelques cas au menton, après avoir envahi toute la région de la moustache.

A la barbe on observe souvent chez les individus rasés qui s'adressent au coiffeur, exceptionnellement chez ceux qui se rasent eux-mêmes, de petits foyers disséminés, vésiculeux, offrant des croûtes jaunâtres. Ces lésions peuvent être considérées comme de l'impétigo, mais elles sont parfois suivies d'une eczématisation rebelle, chez les sujets qui sont mal traités et chez les prédisposés. Souvent elles sont le début du sycosis.

L'eczéma prend au *cou* des caractères précis et on peut y distinguer en général l'eczéma vrai, rouge, prurigineux, suintant, en collier, de l'eczéma séborrhéique, qui occupe la partie postérieure du cou, en relation avec un eczéma semblable du cuir chevelu.

La première forme présente deux caractères importants : son irritabilité, et la faculté avec laquelle elle se lichénifie, lorsqu'elle persiste.

L'eczéma des *aisselles* s'observe chez des sujets gras, surtout chez la femme; il est lié à l'hyperidrose et à toutes les causes qui amènent le séjour de la sueur dans cette région, plis des vêtements, gilets de flanelle, etc. Il se complique d'infections secondaires profondes, de toutes les variétés d'idradénites et de furoncles de l'aisselle.

L'eczéma des *membres supérieurs* atteint de préférence les régions antérieure et interne, et se localise ou prédomine aux plis du coude. Aux mains, il atteint la face dorsale, les faces de contact des doigts, même en dehors de la gale.

L'eczéma de la *paume des mains* forme parfois de larges vésicules qui soulèvent à peine la couche cornée; à la fin celle-ci s'exfolie à leur niveau. En général, on dénomme eczéma palmaire des lésions squameuses dont la nature ne peut être toujours établie par la présence de lésions eczématiques légitimes à la face dorsale, et on confond sous ce terme, outre l'eczéma vrai, des lésions de dermatite artificielle, et des kératoses variées.

L'eczéma *périonyxique* est caractérisé par la présence des lésions eczématiques de la peau qui attient à la base de l'ongle; elle est œdémateuse, rouge, suintante; l'ongle peut se décoller et tomber, on constate alors l'eczématisation du lit unguéal.

Chez les eczémateux invétérés on peut observer des altérations de *l'ongle* lui-même : il s'épaissit, se dessèche, s'exfolie parfois; l'altération la plus légère est constituée par des stries et des ponctuations de la surface. Lorsque ces lésions se constatent en dehors de l'eczéma ancien ou actuel, le terme eczéma unguéal n'a aucune valeur clinique ; on constate des lésions analogues dans le psoriasis, et même, si elles sont intenses, dans la trichophytie et le favus de l'ongle.

L'eczéma du *mamelon* et de l'*aréole*, qui peut s'étendre à une plus ou moins grande partie de la surface des seins, a une double étiologie : la lactation, et la gale. Il est en général fissuré, couvert de croûtes, modifié par les infections secondaires, au niveau du mamelon ; sur le sein on trouve les vésicules, les squames fines, la rougeur qui sont le propre de l'eczéma.

L'*eczéma intertrigineux sous-mammaire* est fréquent chez les femmes obèses dont les seins ne sont pas suffisamment relevés.

L'eczéma du *nombril* est souvent latent ; on observe en déplissant la peau chez des sujets gras un peu de rougeur, des croûtes indurées. Mais il peut se compliquer d'eczéma périombilical, de type séborrhéique — et même d'infection eczématique généralisée du corps.

L'eczéma de la *région pubienne* s'observe, dit M. Besnier, plus souvent chez la femme que chez l'homme, soit comme l'une des localisations d'un eczéma disséminé, ou comme extension de l'eczéma vulvaire ; il est prurigineux au plus haut degré et présente fréquemment des complications de folliculite pilaire, d'idradénite.

On observe chez des enfants ou des vieillards dont le *prépuce* est exubérant et lorsque, pour une raison ou pour une autre, quelques gouttes d'urine restent après chaque miction à la face interne du prépuce, chez les diabétiques, des lésions qui prédominent à la face interne ; la peau est rétractée, épaissie, on constate des fissures plus ou moins profondes, plus ou moins suintantes. Ces lésions sont des lésions de dermite artificielle, chronique, mais elles peuvent s'associer à une eczématisation légitime qui s'étend sur la pression. L'eczéma du *gland* qui se présente sous forme diffuse ou en disques isolés, est habituellement non suintant, et, si le gland est découvert, d'aspect ambigu psoriasiforme ou syphiloïde. Il est des plus rebelles (Besnier).

Sauf dans l'eczéma aigu, où la rougeur et la tuméfaction sont vives, l'eczéma du *scrotum* ne s'accompagne pas de lésions très visibles, mais il tourmente le malade par un prurit intense. Souvent il se lichénifie. Cet eczéma s'étend facilement sur le périnée et la face interne de la cuisse. Fréquemment l'eczéma du scrotum est dû au séjour de l'urine qui tombe sur les bourses chez les rétrécis et les prostatiques, dont l'urèthre est incomplètement vidé à la fin de la miction [1].

L'eczéma de la *vulve* se rattache habituellement à des infections des

---

1. *Diabétides de Fournier.* Ce sont des lésions eczématiques ou eczématoïdes qui surviennent chez les diabétiques, quelquefois des plaques érythémateuses. En général, elles s'accompagnent de suintement et d'œdème. Le prurit est intense et la lichénification fréquente.

Elles atteignent les parties génitales et peuvent s'étendre sur les aines. Chez l'homme, le gland et le prépuce sont surtout intéressés ; à l'état chronique, c'est une véritable balanoposthite avec épaississement du prépuce et phimosis.

muqueuses génitales ou urinaires, à la vaginite, à l'uréthrite, ou à des altérations urinaires.

Lorsque l'eczéma *périanal* n'a pas pour origine un eczéma du périnée antérieur, il est dû à des lésions de l'anus, aux hémorrhoïdes enflammées, à des soins de propreté insuffisants, à l'irritation que produisent des matières diarrhéiques. Parfois aigu, il est généralement chronique, très prurigineux et se lichénifie facilement.

Les eczémas de la partie supérieure des *cuisses* se rattachent souvent à un eczéma scrotal, ou vulvaire, ou périnéal. Ils reconnaissent les mêmes causes que ceux-ci et se lichénifient aisément. L'obésité, l'hyperidrose sont des conditions favorables.

M. Besnier insiste sur la sensibilité du *creux poplité* à l'eczéma, et sur la fréquence de celui-ci, comme premier foyer ou reliquat d'un eczéma généralisé; il explique cette susceptibilité par la finesse de la peau, les mouvements incessants et l'hyperidrose.

Parmi les lésions comprises sous le nom banal d'*eczéma variqueux*, un grand nombre sont pour nous des lésions de lymphangite chronique, qui quelquefois sont eczématisées à leur surface, et qu'on confond à tort dans la description de l'eczéma.

Cependant on observe souvent des. lésions initialement eczématiques chez des variqueux; ce sont des plaques souvent presque sèches, squameuses qui persistent, sans tendance à la rétrocession, le malade continuant à marcher; puis, pour des raisons qui paraissent insignifiantes, elles suintent; la rougeur, l'œdème local s'accentuent. L'eczéma s'étend parfois, se généralise sur le membre et sur le corps.

L'eczéma des *pieds* s'observe surtout chez des hyperidrosiques. Il peut se présenter sous une forme banale entre les orteils, et à la face dorsale; à la face plantaire, il se caractérise surtout par de l'hyperkératose, quelquefois excessive, et des fissures plus ou moins marquées suivant les cas.

DIAGNOSTIC

Affection polymorphe, et qui se combine à des altérations et à des infections multiples de la peau, l'eczéma peut être confondu avec un grand nombre de dermatoses.

A la période érythémateuse, sur la face, il peut être pris pour un érysipèle. Ici l'œdème est plus considérable, les limites mieux marquées, la température locale et générale plus élevée, les ganglions sont volumineux, il existe une angine, etc.

Aux mains, et même sur le reste du corps, à la suite d'applications irritantes, on peut confondre l'eczéma aigu avec une dermatite artificielle. Dans la dermatite artificielle aiguë, pure, l'œdème est intense; souvent la forme des lésions est régulière et géométrique, révèle une application externe; enfin les commémoratifs permettent en général de remonter à l'origine.

Lorsqu'on hésite entre une dermatite artificielle et un eczéma, c'est que les deux affections sont associées.

A la période vésiculeuse, l'eczéma aigu peut rappeler la miliaire sudorale. Celle-ci occupe le tronc et les bras, les vésicules sont très fines comme dans l'eczéma, mais en général, la rougeur se limite autour d'elles et n'est diffuse que dans des cas rares. Du reste, les lésions n'aboutissent pas au suintement eczématique.

La dysidrose est une affection assez mal limitée nosologiquement et qui est souvent confondue avec l'eczéma. Dans son type clinique pur, la maladie se caractérise par des vésicules assez volumineuses, qui se reproduisent aux mains, à la face interne des doigts, et se développent sans rougeur. Elles aboutissent soit à la rupture sans suintement consécutif, soit à l'exfoliation.

La limitation nette des groupes de l'herpès fébrile, leur siège habituel, autour de l'orifice buccal, la durée éphémère, ne permettent pas de confusion avec l'eczéma.

Lorsque des phénomènes dermiques accompagnent les impétigos, on peut toujours les rattacher à des pansements défectueux, à la malpropreté et à l'insuffisance des soins donnés, à la phtiriase. Cette dermite n'appartient du reste qu'à des impétigos essentiellement suppuratifs, et s'accompagne de pustules, situées dans le voisinage, témoignant de la nature des lésions initiales. Nous rappelons que les impétigos et l'eczéma peuvent s'associer (v. eczéma impétigineux).

Lorsque l'eczéma est parvenu à la période chronique, ou lorsqu'il s'agit d'eczéma chronique d'emblée, le diagnostic est généralement facile, dans les cas où la surface eczématique a ses caractères bien nets, au moins si l'on prend soin de la débarrasser des croûtes, des infections superficielles qui peuvent modifier son aspect. Le suintement, que l'on peut exagérer par le caoutchouc, la présence de points rouges répondant aux vésicules, la limitation peu précise des bords, sont les éléments essentiels du diagnostic.

Certains eczémas figurés, à bords nets, sont très difficiles à diagnostiquer de certaines trichophyties. Dans le doute, le diagnostic ne peut être établi que par l'examen microscopique.

L'eczéma séborrhéique est souvent confondu avec le pityriasis rosé de Gibert; celui-ci commence par une plaque primitive (Brocq) et se généralise secondairement, prédominant sur le tronc; il n'atteint pas de préférence les lieux d'élection de l'eczéma séborrhéique; cependant il peut s'étendre à la face contrairement à l'opinion généralement admise; les plaques sont rosées, avec des squames fines surtout au centre; on trouve disséminés des éléments à toutes les phases de l'évolution, depuis les petits points rouges initiaux jusqu'aux larges taches en médaillon. La maladie a une évolution aiguë et passagère.

Le diagnostic de l'eczéma séborrhéique et du psoriasis, facile dans les cas typiques, ne peut être établi dans certains cas, ni par l'évolution, ni par la distribution et le caractère des lésions, ni même par l'histologie. Le psoriasis peut s'observer chez les individus atteints de séborrhée grasse, squameuse; les squames de l'eczéma séborrhéique ne sont pas toujours grasses et molles, etc. Au point de vue pratique le traitement des eczémas séborrhéiques psoriasiformes et du psoriasis est le même.

Il existe des syphilides superficielles, généralement secondaires, qui s'accompagnent d'une desquamation grasse, et qu'Unna décrit sous le nom de « séborrhéosyphilides », les considérant comme le résultat d'infections séborrhéiques sur la surface de papules. Ces lésions atteignent surtout les plis de la face ; elles ont une couleur plus sombre, des formes plus délicates, plus figurées, plus circinées que l'eczéma séborrhéique. Pour éliminer la syphilis, il faut dans le doute rechercher avec soin les autres signes actuels et passés de celle-ci (état de la peau, des muqueuses, des ganglions, etc.).

On peut considérer les lésions eczématiformes du mycosis fongoïde comme résultant d'infections superficielles développées sur la peau atteinte par le mycosis. Quoi qu'il en soit, celui-ci peut se révéler simplement par des plaques diffuses d'eczéma sec. Le prurit plus intense que dans les eczémas non suintants, l'épaississement de la peau, et surtout l'examen histologique permettront le diagnostic. Mais en général on trouve dans le mycosis d'autres caractères qui le font reconnaître : des infiltrations dures, des lésions érythémateuses, des formes figurées, sans même qu'il soit nécessaire d'observer les tumeurs.

L'eczéma lichénifié doit être distingué des lichénifications primitives. On sait que le lichen circonscrit de Brocq comprend dans les cas complets trois zones, une de pigmentation, une de papules isolées, une de papules confluentes, séparées par des plis dessinant un quadrillage plus ou moins régulier. La surface est *sèche*, souvent on trouve des lésions de grattage qui n'appartiennent pas à l'eczéma [1]. Les plaques d'eczéma lichénifié se rencontrent surtout sur la main ; elles sont mal limitées, sans papules isolées ni pigmentation périphérique, on trouve des lésions eczématiques légitimes en dehors d'elles. Dans d'autres régions le diagnostic devient souvent difficile, en réalité on a souvent, *peut-être toujours* affaire à du lichen circonscrit avec eczématisation superficielle.

Certaines formes locales d'eczéma donnent lieu à des erreurs assez communes. Nous mentionnerons par exemple l'eczéma du sein, qu'on peut confondre avec la maladie de Paget du mamelon (épithéliomatose superficielle du mamelon, de l'aréole et de la peau voisine). Ici les bords sont nettement dessinés, légèrement saillants, la rougeur est plus prononcée, la peau offre une « infiltration papyracée » (Wickham). Enfin peu à peu le mamelon se rétracte. Du reste l'eczéma chronique du sein n'existe guère en dehors de la gale et de la lactation. Dans le doute, on pratiquerait une biopsie.

L' « eczéma folliculorum » de M. Morris est caractérisé par des plaques arrondies disséminées, où l'on trouve des petites taches rouges, périfolliculaires avec desquamation centrale. Ces plaques guérissent du centre à la périphérie. Il est bien probable qu'il s'agit d'une infection cutanée tout à fait différente de l'eczéma vrai.

---

1. M. le Dr Tenneson insiste sur l'absence des lésions de grattage dans l'eczéma vrai. Toutes les fois, dit-il, qu'il existe des lésions de grattage chez un eczémateux, le grattage est dû à une autre cause, à un prurigo de cause externe (gale, phtiriase, etc.), ou interne.

TRAITEMENT DE L'ECZÉMA

TRAITEMENT ÉTIOLOGIQUE. TRAITEMENT GÉNÉRAL. PROPHYLAXIE

Tout eczéma peut être guéri par la suppression de sa cause.

1° Eczéma de cause externe. — Il en est ainsi dans l'eczéma acarien. On le guérit par la frotte. On doit renoncer à utiliser celle-ci dans des cas rares où l'eczématisation et l'impétiginisation sont excessives, lorsque l'œdème en dehors des foyers peut faire supposer une lymphangite. On emploiera alors le baume du Pérou suivant la technique de Jullien et Descouleurs, c'est-à-dire qu'on frottera légèrement le corps, que le malade couchera dans une chemise imprégnée de baume, et prendra un bain le lendemain. Si quelques lésions d'eczéma persistent, on donne quelques bains d'amidon et on fait appliquer une pommade légèrement salicylée et résorcinée, par exemple :

```
Vaseline.................................................... 20ᵍʳ
Oxyde de zinc.............................................. 10
Acide salicylique ......................................... 1
Résorcine.................................................. 0ᵍʳ,50
```

Dans l'eczéma dû à la phtiriase du cuir chevelu, ou du corps, ou des régions génitales, la destruction des parasites s'impose de même d'emblée, et lorsque les pédiculi sont détruits, la guérison de l'eczéma est facile.

Les eczémas des mains associés à une dermatite artificielle aiguë seront traités à l'origine comme celle-ci, c'est-à-dire par des pansements permanents à l'eau bouillie, ou à l'eau picriquée faible (1 p. 400), ou à l'eau boriquée additionnée de 3 à 4 pour 100 de borate de soude (Darier). Lorsque l'œdème, les suppurations superficielles auront disparu, on appliquera le traitement de l'eczéma chronique. Mais il sera essentiel, pour celui-ci, d'éviter toutes les irritations et en particulier celles dues au savonnage. Les mains seront nettoyées à la mie de pain ou à la vaseline ou à l'eau de son. La suppression du savonnage suffit à la prophylaxie de l'eczéma des mains chez les individus qui ne sont pas forcés de se servir professionnellement de substances irritantes.

2° Eczéma de cause interne. — Eczémas d'origine gastrique. Eczémas liés a un prurigo diathésique. — Chez un eczémateux dont les lésions cutanées ne reconnaissent aucune cause externe, il faut examiner de suite l'état du tube digestif, et s'il existe quelque signe de dyspepsie traiter immédiatement celle-ci et soumettre le malade au régime convenable. Lorsque le prurit est intense et a paru précéder l'éruption, lorsque celle-ci offre une tendance à la généralisation sous forme de foyers dissiminés, en l'absence de tout trouble gastro-intestinal, il convient de pratiquer le tubage et de faire l'examen du suc gastrique (Albert Robin et Leredde) [1].

---

1. Quelque désagréable que soit l'examen du suc gastrique pour le malade, il nous paraît indispensable dans la plupart des cas graves pour les raisons suivantes : 1° on ne peut affirmer la non-existence d'une dyspepsie de fermentation sans avoir sondé le

Lorsque l'eczéma est lié à un prurigo, quelle que soit la forme de celui-ci, quel que soit l'âge du malade, la ligne de conduite doit être la même. .

Chez l'adulte [1], la première indication est de diminuer la quantité des aliments ingérés quotidiennement. L'alimentation trop abondante a des inconvénients qui ont été remarqués chez tous les eczémateux; mais, chez ceux qui sont dyspeptiques, elle est une condition de non-guérison. Il n'est pas nécessaire de diminuer la quantité des repas; dans les cas graves il conviendra même de les multiplier pour faciliter les digestions : ce qui importe, c'est de réduire la quantité journalière des aliments au strict nécessaire.

Parmi les aliments à interdire, nous signalons tous ceux qui sont *gras, irritants* et *fermentescibles*, la charcuterie, la viande de porc, les conserves, le gibier, le poisson de mer, les fromages, les pâtisseries; les sauces seront proscrites et les aliments devront être préparés aussi simplement que possible, *sans graisse*. On interdira le vin rouge, et dans les cas sérieux le vin blanc, le malade boira alors du thé ou de l'eau d'Evian ou de l'eau pure.

Le lait, qui est utile chez les eczémateux atteints de troubles rénaux, est à interdire chez tous ceux qui sont dypeptiques à cause de la facilité avec laquelle il fermente; dans certains cas qu'on pourra déterminer par expérience, le lait stérilisé sera permis (Albert Robin).

Le pain, qui fournit beaucoup d'acide lactique, sera diminué autant que possible. On l'ordonnera même très grillé, parce que sous cette forme les malades en absorbent beaucoup moins.

Traitement médicamenteux. — On donnera à la fin des repas une cuillerée à bouche de la solution :

        Fluorure d'ammonium................................,.... 0ᵍʳ,50
        Eau distillée 300

(deux par jour).

Dans le cas de fermentation butyrique un cachet au milieu du repas :

        Erythrol (iodure double de bismuth et de cinchonidine)... 0ᵍʳ,10
        Magnésie calcinée... 0ᵍʳ,20

(deux par jour).

On pourra ajouter à ces cachets de la rhubarbe ou du séné, s'il existe de la constipation.

Le soufre ioduré, le naphtol dans quelques cas peuvent également rendre des services.

Lorsque les fermentations gastriques seront compliquées, s'il existe de l'hypersthénie ou de l'hyposthénie, on traitera en même temps celle-ci.

Chez un enfant de tout âge atteint d'eczéma (sans cause externe évidente,

malade; 2° des examens du suc gastrique répétés tous les mois sont le seul moyen de suivre l'amélioration due au régime et au traitement et que ne révèlent ni les signes physiques ni les signes fonctionnels.

1. Les lignes qui suivent résument le traitement des dyspepsies par fermentation, tel que l'a réglé notre maître, M. Albert Robin, à qui l'on doit l'emploi du fluorure d'ammonium et de l'erythrol en thérapeutique. — Voir *Traité de thérapeutique appliquée.* Traitement des dyspepsies, par A. Robin.

telle que phtiriase, impetigo de la face, souillure des langes par l'urine et les matières fécales), qu'il existe ou non du prurigo, il convient plus encore que chez l'adulte de modifier le régime alimentaire et de combattre les fermentations gastrointestinales.

Dans la première enfance, on réglera les têtées si l'enfant est au sein, et on veillera à ce qu'elles ne soient pas trop longues; il faut que l'enfant ne vomisse pas après chacune d'elles. S'il est nourri au biberon et qu'on ne puisse donner une nourrice, on prescrira le lait stérilisé; le médecin indiquera avec minutie les soins à donner au biberon, et, en général, les troubles digestifs céderont à toutes les précautions hygiéniques qui s'imposent. Nous ne pouvons du reste entrer ici dans les détails, et nous renverrons aux livres récents, en particulier à l'article de M. Comby dans le Traité des maladies de l'enfance.

Chez l'enfant de deux à douze ans, l'alimentation sera réduite à la quantité nécessaire. L'enfant ne mangera pas entre les repas, et ne mangera que des aliments utiles; en outre, les exercices physiques, la vie au grand air sont indispensables.

Les aliments interdits sont les mêmes que chez l'adulte. Nous ne croyons pas utile de donner du lait en abondance, comme on le fait d'une manière banale, ou bien il faut le prescrire d'une manière exclusive et stérilisé.

Le fluorure d'ammonium nous a rendu des services dans le prurigo de Hebra : on l'emploie naturellement à doses moindres que chez l'adulte, de deux à cinq centigrammes par jour, suivant l'âge, en solution aqueuse.

S'il existe de la constipation, on peut, comme l'indique M. Comby, donner à l'enfant deux follicules de séné et des pruneaux à la fin du repas. Si elle est prononcée, la manne, la magnésie calcinée, la rhubarbe permettront de la combattre.

Il va sans dire, d'après ce qui précède, qu'il faut proscrire chez les enfants eczémateux prurigineux tous les « dépuratifs » qui sont employés d'une manière banale, l'huile de foie de morue, le sirop d'iodure de fer, le quinquina, etc. Les polyadénopathies, le teint pâle, bouffi, le « lymphatisme » chez les prurigineux sont la suite des infections cutanées et d'une nutrition défectueuse; que l'on règle le régime, qu'on supprime les fermentations gastriques et qu'on fasse disparaître la constipation, que la peau soit mise en état de propreté, et, rapidement, la santé générale se rétablira, si les autres conditions nécessaires à une nutrition normale sont suffisantes, si l'enfant vit à la lumière et au grand air. Pour rétablir l'état général, l'hydrothérapie, les frictions sèches suffiront. Mais sous aucun prétexte il ne faut donner à un enfant dyspeptique de remèdes qui ne peuvent qu'augmenter sa dyspepsie.

Eczéma de cause interne et non dyspeptique. — Dans l'*eczéma aigu et étendu*, chez des individus non dyspeptiques, le régime a cependant une grande importance. Le malade, pendant une période variable suivant la gravité de l'eczéma, sera mis au régime lacté, absolu quelquefois, mitigé en général. Dans ce dernier cas l'alimentation sera aussi simple que possible.

Il sera utile dans les cas sérieux d'employer les diurétiques, les tisanes, additionnées de lactose (40 à 80 grammes par jour), nitrate de potasse (0,50 à 2 grammes), et de purger le malade (huile de ricin, calomel et toute la série des purgatifs usuels).

A la période de régression les alcalins trouveront leur indication.

M. Brocq les prescrit sous la forme suivante :

Benzoate de soude........ ....   2 à 5ᵍʳ
Bicarbonate de soude...............................   12
Sp. fumeterre..................................... ⎫
Sp. gentiane...................................... ⎬ āā 150ᵍʳ
Sp. saponaire..................................... ⎭

Deux à quatre cuillerées à bouche par jour.

Il recommande l'emploi des eaux minérales : Vichy, Vals, Couzan, Châ-teauneuf, etc.

Dans l'*eczéma subaigu ou chronique récidivant*, les indications thérapeu-tiques seront surtout fournies par l'état des urines. Chez les goutteux, les lithiasiques, les sels de lithine trouvent une indication formelle (carbonate, benzoate, salicylate). On fera boire au malade, par exemple, chaque jour deux verres de la solution :

Bicarbonate de soude............................ ....   0ᵍʳ,50
Carbonate de lithine................................   0 ,20
Salicylate de lithine............. ....   0 ,20
Eau chargée d'acide carbonique......................   300ᵍʳ

Eaux minérales : Vittel, Contrexéville (Brocq).

L'arsenic ne peut être employé que chez des eczémateux anciens, dans des formes rebelles, et les eczémas hyperkératosiques des mains et des pieds. On emploiera alors la solution de Pearson (douze gouttes par jour) ou de Fowler (six à huit gouttes) ou les granules de Dioscoride (quatre à six par jour). Le traitement sera continué pendant un long temps, mais à la condition d'être surveillé et suspendu au moindre signe d'intolérance.

De toutes les eaux arsenicales, celle qui convient le mieux aux eczéma-teux invétérés et qui donne les meilleurs résultats est la Bourboule.

Toutes les considérations que nous avons développées à propos du traite-ment étiologique de l'eczéma s'appliquent à la prophylaxie. On ne pré-viendra définitivement le retour des poussées eczématiques que par la gué-rison des troubles de nutrition qui en sont l'origine.

Dans l'eczéma de cause externe lié à une irritation du voisinage, on fera disparaître les causes irritantes ; par exemple dans l'eczéma de la lèvre supérieure, on traitera la rhinite chronique qui est habituelle, mais presque toujours latente ; dans l'eczéma vulvaire, la vaginite, etc.

Ajoutons que tout foyer d'eczéma persistant doit être détruit, car il est souvent le point de départ de nouvelles poussées eczématiques (Besnier).

TRAITEMENT EXTERNE DE L'ECZÉMA

Existe-t-il des eczémas que l'on doive respecter ? Tout eczéma doit être mis en état de propreté et pansé, ne fût-ce que pour éviter les infections viscérales d'origine cutanée, dans les faits dont nous allons nous occuper, et où le pansement doit ménager les lésions eczématiques et avoir pour but non de les guérir, mais de faciliter le suintement, en empêchant la forma-tion des croûtes et des squames. Parmi les faits où on a parlé de métastases de l'eczéma, on peut distinguer plusieurs groupes.

a. Dans les uns, la disparition d'un eczéma est le premier symptôme d'une infection viscérale. C'est ainsi qu'on doit expliquer la guérison de l'eczéma au début d'une broncho-pneumonie. Du reste l'eczéma reparaît lorsque celle-ci est guérie (Veiel). Des faits de ce genre s'observent dans de nombreuses infections cutanées.

b. Dans quelques faits d'eczéma chronique prurigineux d'origine dyspeptique, nous avons noté l'alternance de l'eczéma et des symptômes dyspeptiques. En réalité, et nous nous en sommes assuré par l'examen du suc gastrique, le chimisme stomacal reste altéré lors des poussées eczématiques, la dyspepsie devient simplement latente. Il est indispensable dans ces cas de traiter la dyspepsie beaucoup plutôt que l'eczéma.

c. Il existe des malades souvent obèses, offrant des troubles de nutrition multiples et chez lesquels des éruptions eczématiques alternent encore avec des troubles morbides plus graves (accès goutteux, asthme, névralgies, troubles mentaux même). Chez les malades dont l'histoire pathologique révèle des faits *précis* de ce genre, il convient de panser simplement les lésions cutanées. La guérison de l'eczéma doit être obtenue chez eux uniquement par la guérison des troubles de nutrition qui en sont la cause.

d. On agira de même et de toute nécessité chez tout individu atteint d'eczéma étendu, persistant et qui présente des troubles rénaux, non seulement chez les albuminuriques, mais également chez des individus un peu âgés, à urines peu abondantes ou trop abondantes, à excrétion azoturique insuffisante, chez lesquels on est en droit de soupçonner une perméabilité rénale incomplète. Dans certains cas il faudra la rechercher au moyen du bleu de methylène par le procédé de MM. Achard et Castaigne.

Chez les diabétiques sans troubles rénaux, il y a tout avantage à traiter l'eczéma.

Au début des eczémas aigus de cause interne la plupart des traitements externes n'ont que des inconvénients. Les pommades, les pansements humides favorisent l'extension, la généralisation des lésions ; *ce fait a été observé par tous les auteurs.*

Il faut se contenter de poudrer la surface du corps. L'amidon, le talc, le lycopode combinés de diverses manières seront utilisés. Quant à l'oxyde de zinc et au nitrate de bismuth, ils conviennent à des eczémas chroniques localisés. Lorsque le suintement eczématique sera établi, on interviendra activement.

a. Asepsie des surfaces eczématiques. — A quelque variété d'eczéma que l'on ait affaire, il convient au préalable de mettre les surfaces en état de propreté, de les débarrasser des croûtes impétigineuses et de les empêcher de se reproduire.

A cette indication répondent plusieurs moyens.

Lorsque les croûtes sont abondantes, épaisses, on peut s'en débarrasser par des cataplasmes de fécule de la dimension exacte des régions eczématisées, qu'on laisse plusieurs heures en place. Après les avoir enlevés, on détache les croûtes au moyen de coton hydrophile et on lotionne à l'eau bouillie.

Les pulvérisations, pour lesquelles on emploiera simplement l'eau bouillie, permettent également de faire tomber les croûtes impétigineuses et constituent le traitement de choix dans les eczémas croûteux des régions pilaires. Lorsqu'il s'agit d'eczémas torpides, on peut se servir d'eau boriquée à 3 pour 100 ou de sublimé à 1 pour 10 000, mais les antiseptiques n'ont pas d'avantage, car il suffit de débarrasser mécaniquement la surface des produits d'infection secondaire.

Dans les eczémas généralisés, l'indication des bains peut résulter de l'existence d'infections suppuratives diffuses de la peau; ainsi en est-il dans l'eczéma lié au prurigo de Hebra; mais, à part cette indication, l'emploi des bains, qui sont pourtant prescrits d'une manière banale, est formellement contre-indiquée; répétés, ils ont de nombreux inconvénients (Besnier, Brocq). Le bain d'amidon est le seul qui puisse être autorisé, comme bain de propreté, dans les eczémas chroniques, c'est-à-dire tous les huit jours.

Dans l'eczéma aigu, infecté, le bain doit être remplacé par les pansements humides permanents à l'eau bouillie. Les décoctions de camomille, de fleurs de sureau, peuvent être exceptionnellement irritantes et l'eau boriquée l'est habituellement.

b. Pansements simples des surfaces eczémateuses. — Sous le nom de pansements simples, nous comprendrons l'ensemble des moyens qui ne diminuent pas sensiblement le suintement eczématique.

Nous les classerons de la manière suivante : pansements humides, corps gras, caoutchouc.

Aux pansements humides indiqués plus haut et qui conviennent au début des eczémas aigus, on peut rapidement substituer des pansements plus actifs. L'eau boriquée est encore irritante, mais, combinée au borate de soude (Darier)[1] ou au bicarbonate de soude (Brocq)[2], elle offre en pansements humides permanents de précieux avantages.

Les corps gras sont aujourd'hui moins en honneur qu'autrefois; mais de tous, le plus utile est l'axonge fraîche, dans tous les eczémas aigus, si peu irritables soient-ils. On la renouvellera tous les jours. La vaseline exagère dans quelques cas les réactions inflammatoires de la peau. Parfois le liniment oléocalcaire stérilisé rendra des services, dans les eczémas hyperesthésiques (Besnier).

Caoutchouc. — L'emploi du caoutchouc vulcanisé (Colson, E. Besnier, Tenneson) a réalisé un progrès important dans la thérapeutique de l'eczéma.

Une feuille mince de caoutchouc de la dimension exacte de la surface eczématique est appliquée sur les lésions aseptisées au préalable. Trois fois par jour on l'enlève, on la lave à l'eau boriquée avec soin et on lotionne la peau à l'eau bouillie. Avec ces soins de propreté, qui sont indispensables, on obtient un décapage parfait des surfaces malades et un suintement intense. M. Tenneson continue l'emploi de caoutchouc jusqu'à ce que le suintement

---

1. Eau boriquée à 3 p. 100.... 100gr | 2. Eau boriquée à 3 p. 100... 100gr
   Borate de soude.......... 2-4gr | Bicarbonate de soude...... 3-5gr

s'arrête. Nous avons modifié cette méthode, en la combinant à l'emploi du nitrate d'argent (v. trait. réducteurs).

L'emploi du caoutchouc est indiqué dans l'eczéma aigu (sauf les contre-indications formulées au début de cet article), et au début du traitement de la plupart des eczémas chroniques, *non séborrhéiques*. S'il se produit de l'irritation, la moindre suppuration, on enlève le caoutchouc et on revient immédiatement aux pansements humides.

c. TRAITEMENTS RÉDUCTEURS. — On peut, dans certains cas, agir énergiquement sur l'eczéma aigu, lorsqu'il est d'origine externe, ou lorsqu'il n'y a aucune contre-indication viscérale.

L'acide picrique en solution aqueuse à 1/200 dont on imbibe des compresses qu'on recouvre de taffetas gommé et qu'on renouvelle tous les jours, est de tous les procédés celui qui diminue le plus rapidement l'œdème et l'hyperémie cutanée. Dans quelques cas très rares, il peut être irritant, aussi faut-il en surveiller les effets. Au bout d'un certain temps, le traitement picriqué n'a plus d'avantages, et il faut lorsqu'il a produit tous ses résultats modifier le traitement.

Les pommades à l'oxyde de zinc conviennent à la période de régression de l'eczéma aigu, et dans les eczémas chroniques. On l'emploiera sous forme de pommade à 20 p. 100 ou d'onguent [1], ou de pâte [2].

Mais ce traitement un peu banal convient surtout à l'hôpital et aux malades chez lesquels on ne peut suivre l'effet d'une intervention plus active. Chez les autres on peut, en observant la sensibilité des lésions et en procédant graduellement, employer des pommades et des glycérolés dans lesquels on incorporera :

```
De l'acide salicylique............................ 1-3  p. 100  (Lassar.)
De la résorcine.................................... 1-2       —
De l'huile de cade ou huile de bouleau............ 1-3-5ᵍʳ  —
```

De l'acide phénique, 1 p. 100 dans les eczémas où les lésions sont peu irritables et où le prurit est excessif [3].

Dans les eczémas chroniques, invétérés, lichénifiés, on peut procéder d'une manière beaucoup plus énergique et employer :

```
L'huile de cade à la dose de...................... 10 p. 100
L'oxyde jaune de mercure et le calomel.. 1 p. 50 à 1 p. 20
L'acide pyrogallique...... .............. 1-3 p. 100.
```

1. Onguent de zinc			ou bien :	
Vaseline ou lanoline........... } ãã		Huile d'amandes stérilisée.	10ᵍʳ	
Oxyde de zinc............... }		Oxyde de zinc...............	20ᵍʳ (Besnier.)	
2. Talc	10ᵍʳ			
Oxyde de zinc..................................	10			
Vaseline.......................................	20			
3. Exemples :				
a. Lanoline................... 20ᵍʳ			*b*. Glycérolé d'amidon.......	100ᵍʳ
Oxyde de zinc................ 10			Huile de cade..............	3
Acide salicylique............ 1			Ext. de panama..............	q. s.
ou Résorcine................ 0ᵍʳ50				

Toutes ces substances peuvent être employées sous forme d'emplâtres, dans les eczémas limités et chroniques; signalons l'emplâtre à l'oxyde de zinc, l'emplâtre rouge de Vidal (minium, cinabre), l'emplâtre au calomel, l'emplâtre à l'huile de morue dans les eczémas liés au prurigo de Hebra. Dans l'eczéma chronique associé au prurigo, on emploie depuis Unna et Pick des colles, soit sur les parties eczématisées seules, soit, si l'on veut calmer le prurit, sur la surface entière du corps [1].

Parmi les procédés de réduction de l'eczéma, il faut mettre en première ligne le nitrate d'argent en solution aqueuse à 1 p. 100. Parmi les moyens actifs, aucun n'est moins irritant, et en le maniant énergiquement on peut venir à bout des eczémas les plus rebelles.

On peut, comme nous l'avons indiqué [2], combiner le traitement par le caoutchouc et le nitrate d'argent de la manière suivante : on applique le caoutchouc suivant la technique indiquée plus haut. Puis, chaque jour, on fait, sur la surface décapée, un attouchement au nitrate d'argent à 1 p. 40, et s'il ne se produit aucune réaction inflammatoire, ce qui est la règle, on élève peu à peu la dose jusqu'à 1/20. Après chaque attouchement, on laisse sécher la surface, puis on applique de nouveau le caoutchouc.

Ce traitement convient même à des eczémas étendus et subaigus.

TRAITEMENT DE L'ECZÉMA SÉBORRHÉIQUE. — Lorsque l'eczéma séborrhéique n'est accompagné d'aucun suintement, lorsqu'il se présente sous forme de placards limités, on doit employer des méthodes analogues à celles qui réussissent dans les psoriasis : le glycérolé cadique fort, l'acide pyrogallique à 5 0/0, l'acide salicylique à 5-10 0/0, l'emplâtre de Vigo [3].

Les pommades soufrées, très en honneur depuis les recherches de Unna, ont parfois l'inconvénient, à doses élevées de soufre, d'être plus irritantes que les précédentes [4].

TRAITEMENT DE QUELQUES VARIÉTÉS RÉGIONALES [5]. — *Cuir chevelu.* — Ici l'asepsie préalable a encore plus d'importance que partout ailleurs (pulvérisations); chez l'homme les cheveux seront coupés.

Dès que la surface sera en état de propreté, bonnet de caoutchouc la nuit chez l'homme, la femme ou l'enfant.

Lorsque le suintement aura disparu, et dans les formes chroniques, pommades salicylées, à l'huile de cade, à l'acide pyrogallique, frictions à l'extrait de panama chez la femme.

---

1. La colle de M. Tenneson a la formule :

Gélatine	15gr	Glycérine	} āā 30gr
Grénétine	10	Eau bouillie	
Gomme arabique	0gr,50	Oxyde de zinc	10
		Phénosalyl	0gr,20

On fait tiédir la colle dans le bain-marie, et à température tiède on badigeonne la peau. Avant la dessiccation on applique un léger duvet de coton hydrophile (voir Besnier, Trait. ext. de l'eczéma).

2. Leredde, Note sur le trait. ext. de l'eczéma, *Soc. de derm.*, 1896.

3. Glycérolé d'amidon	100gr	4. Vaseline	40gr
Huile de cade	100	Oxyde de zinc	20gr
Ext. aqueux de panama	q. s.	Soufre précipité	3-6

5. E. Besnier, Trait. ext. de l'eczéma, in *Traité de thérapeutique appliquée*

Eczéma des paupières. — Dans l'eczéma commun isolé ou associé à un eczéma de la face, M. Besnier recommande de commencer le traitement par des applications anodines : cataplasmes de fécules tièdes, pulvérisations d'eau bouillie. Les formes internes, dit-il, sont du ressort de l'ophtalmologiste ; dans les formes prolongées, séborrhéiques, l'emploi des pommades finit par s'imposer, mais est toujours délicat,

Eczéma conjonctivo-palpébral. — A la période d'irritation, compresses d'eau boriquée faible ou cataplasmes de fécule. Puis lorsque l'irritation conjonctivale décroît, irrigations conjonctivales et compresses tièdes matin et soir avec la solution :

    Cyanure de mercure.................................... 0^{gr},05
    Eau bouillie.. 500^{gr} (Besnier.)

Eczéma de la base des cils. — Les croûtes seront enlevées, on fera des lotions avec la solution de cyanure de mercure à 1 p. 1000 ; s'il y a des érosions, on les touchera au nitrate d'argent. Lorsqu'on aura obtenu une amélioration marquée on appliquera des pommades à l'oxyde de zinc le matin, et le soir à l'oxyde jaune 1 p. 200 (Besnier). Souvent l'épilation s'impose.

Lèvres. — Chez l'homme dans toutes les formes d'eczéma des lèvres un peu ancien, et dans tous les cas où il existe un état d'infection locale qui ne disparaît pas rapidement par les pulvérisations et des lotions antiseptiques, l'épilation est nécessaire.

On applique alors, et d'emblée chez les femmes (après asepsie de la surface), une bandelette de caoutchouc attachée derrière le tête par des cordons qui passent au-dessus des oreilles. Il sera utile dans les cas rebelles de combiner au caoutchouc des badigeonnages au nitrate d'argent suivant la technique que nous avons indiquée. Enfin dans les cas graves il faut avoir recours à la scarification.

Mais il est essentiel de toujours rechercher la cause, et de faire étudier en particulier l'état des fosses nasales par un spécialiste.

Dans l'eczéma de la partie rouge des lèvres, M. Besnier recommande les astringents légers, ratanhia et borax, le savon mou de potasse, l'huile de cade ou de bouleau. Chez les sujets qui s'y prêtent, les scarifications sont le procédé de choix. La nuit on applique une bandelette de caoutchouc.

Barbe. — La barbe sera coupée aux ciseaux ; le traitement local de l'eczéma sera alors celui de l'eczéma en général, suivant la variété à laquelle on aura affaire, aiguë, chronique.

Dans les formes subaiguës et chroniques on fera plusieurs fois par jour des lotions avec la solution :

    Alcool à 60°.. 100^{gr}
    Cyanure d'hydrargyre....... .... 0 ,05

A la période chronique, l'épilation est nécessaire, et si on ne vient pas à bout de l'eczématisation par l'huile de cade, l'oxyde jaune de mercure, le nitrate d'argent, il faudra scarifier.

Mains. — Nous avons indiqué que la condition nécessaire de la guérison dans les eczémas d'origine externe est la suppression de toutes les actions irritantes et en particulier du *savonnage quotidien*. Si le malade peut se servir de gants en continuant sa profession, on peut arriver à le guérir; si c'est impossible, on n'arrivera en général qu'à des résultats incomplets. Les pommades les plus épaisses sont les meilleures, car elles sont les plus protectrices.

Lorsque l'altération unguéale a pour cause directe une eczématisation des doigts et des régions périunguéales, il faudra faire disparaître celle-ci. (Le caoutchouc et le nitrate d'argent sont les meilleurs procédés.) L'eczématisation disparue, les lésions des ongles s'améliorent souvent. Lorsqu'elles sont isolées, on peut essayer de les modifier par la méthode qu'a recommandée Sabouraud qui applique chaque jour sur l'ongle un morceau de coton trempé dans la solution :

```
Iode ................................................................  1ᵍʳ
Iodure de potassium ...........................................  2
Eau...................................................................  1 litre.
```

et recouvert d'un doigtier de caoutchouc.

Eczéma de la verge. — Chez l'enfant à prépuce exubérant, la circoncision s'impose. Chez le vieillard, lorsque l'eczéma est dû au séjour de l'urine entre le prépuce et le gland, on séparera ceux-ci par du coton hydrophile et on poudrera au bismuth. Les attouchements de nitrate d'argent à 1/50 agiront directement sur l'eczématisation. Les soins hygiéniques seront les mêmes chez les diabétiques. L'eczéma chronique du gland sera traité par l'huile de bouleau en badigeonnages. Les pommades sont d'une application difficile; dans les cas rebelles, on fera des pansements locaux permanents (Besnier).

Eczéma du scrotum. — Dans les périodes suraiguës, pulvérisations soir et matin, cataplasmes de fécules tièdes la nuit, pansements humides le jour.

A la période de suintement, lorsque l'œdème diminue, le malade doit porter un suspensoir en caoutchouc, nettoyé à *fond*, ainsi que la peau, trois fois par jour. Plus tard, pansement au cyanure de mercure à 1 p. 10000, enfin badigeonnages au nitrate d'argent (Besnier).

Eczéma de la vulve. — On ne peut guérir un eczéma vulvaire sans avoir déterminé et guéri sa cause. Après chaque miction les parties génitales seront lavées à l'eau boriquée. On fera plusieurs fois par jour des lotions au sublimé à 1 p. 10000 ou 1 p. 5000. Au besoin, pansements humides permanents, badigeonnages au nitrate d'argent.

Eczéma de l'anus. — Comme l'eczéma vulvaire, celui de l'anus ne guérit que par la suppression de la cause. Il faudra avant tout régler les garde-robes. Avant la défécation la région malade sera graissée avec la pommade :

```
Lanoline.........................................................  ⎫ āā 50ᵍʳ
Vaseline ........................................................  ⎬
Résorcine .......................................................  0ᵍʳ,50
```

Après la garde-robe, le malade prendra pour le rendre de suite un lavement boriqué tiède (Besnier).

Si l'eczéma est aigu on prescrira des bains de siège amidonnés à la période de suintement, du caoutchouc.

Dans les cas rebelles, M. Besnier recommande les pommades chrysophaniques à 5 p. 100, à condition d'en surveiller l'emploi, et le nitrate d'argent. Les hémorrhoïdes seront traitées; dans les cas rebelles avec prurit et lichénification, l'anus sera dilaté.

Eczéma variqueux des jambes. — Toutes les fois que le malade pourra garder le repos, la jambe élevée, la guérison de l'eczéma variqueux se fera assez rapidement en l'absence d'ulcération et de lymphangite; si le malade marche, on ne peut répondre ni de la durée ni des complications.

A la période aiguë, cataplasmes de fécule, applications de caoutchouc.

A la période chronique, M. Besnier recommande les emplâtres à l'oxyde de zinc, à l'huile de morue ou au diachylon, et la compression de la jambe par un bas lacé. Une bande de caoutchouc partant du pied allant jusqu'au genou rendra les mêmes services que le bas.

Pieds. — Lorsque l'eczéma se présente sous sa forme vulgaire sans hyperkératose, le caoutchouc au besoin combiné avec le nitrate d'argent permet d'arriver à la guérison. S'il existe de l'hyperkératose, il est nécessaire au préalable de « décaper » la peau : M. Brocq recommande de ramollir les croûtes avec des cataplasmes de fécule, puis de frictionner au savon noir ou avec un savon salicylé, enfin d'appliquer des pommades au glycérolé d'amidon salicylées (5-10 p. 100). Au besoin on peut faire des applications de savon noir qu'on laisse en place plusieurs heures.

Une fois l'eczéma décapé, on le traite comme l'eczéma vulgaire.

Souvent l'eczéma plantaire est lié à l'hyperidrose. Contre celle-ci, en dehors des périodes d'eczématisation, on prescrira des lavages avec des solutions de sublimé alcoolisées [1], au permanganate de potasse à 1 p. 5000. Les pieds seront poudrés avec de la craie préparée, additionnée de salicylate de bismuth ou de sous-nitrate [2].

1.	Sublimé..	1ᵍʳ
	Alcool à 90°..	200
	Eau...	800
2.	Craie préparée..	200ᵍʳ
	Sous-nitrate de bismuth...................................	10

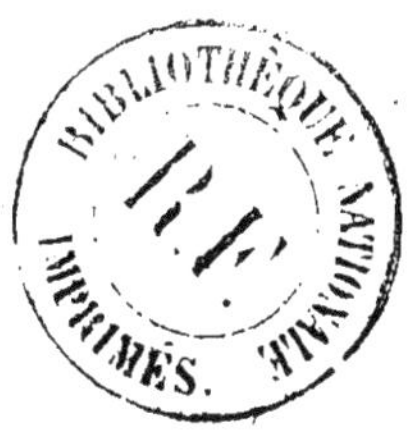

Leçons
sur les Bactéries Pathogènes

FAITES A L'HOTEL-DIEU ANNEXE

Par P. DUFLOCQ

1 volume in-8° de 686 pages . . . . **10** fr.

En publiant ces leçons faites aux élèves de son service et à quelques auditeurs étrangers, le D' Duflocq a désiré être utile aux étudiants et aux médecins qui n'ont ni le temps, ni les moyens de recueillir et de coordonner les documents épars dans la littérature française et étrangère. Chacune de ces études se termine par un chapitre consacré aux applications à l'homme; c'est là une de ces tentatives d'alliance entre la clinique et la bactériologie que l'on doit aujourd'hui, pour le plus grand bien des malades, chercher à idéaliser. L'auteur étudie successivement en 54 leçons les bactéries suivantes : les staphylocoques pyogènes, le streptocoque, le pneumocoque, les tétrades et les sarcines, le gonocoque, le bacterium coli commune, le bacille typhique, le vibrion cholérique, le bacille diphtérique, le bacille tétanique.

Traité du Paludisme

Par A. LAVERAN

Membre de l'Académie de médecine, Membre correspondant de l'Institut

1 volume grand in-8° avec 27 figures et une planche en couleurs.. . **10** fr.

Depuis près de vingt ans M. le D' Laveran s'occupe d'une manière toute spéciale du paludisme, et il a consacré déjà un grand nombre de travaux à l'étude de cette maladie. Ces travaux en ont suscité d'autres, en particulier sur l'hématozoaire du paludisme qui, découvert par M. Laveran en Algérie, a été retrouvé dans tous les pays où règne l'endémie palustre. Le moment était venu de résumer et de coordonner ces nombreux travaux, c'est ce que M. le D' Laveran a fait dans le *Traité du Paludisme* qu'il vient de publier. La clinique, la thérapeutique et la prophylaxie ont une large place dans cet ouvrage à côté de l'étude des causes de la maladie. Des dessins et une planche en couleurs permettent de suivre facilement la description de l'hématozoaire du paludisme et des parasites analogues qui sont étudiés dans le dernier chapitre de l'ouvrage.

La Défense de l'Europe
contre la Peste

ET LA CONFÉRENCE DE VENISE DE 1897

Par le Professeur PROUST

Membre de l'Académie de médecine, Médecin de l'Hôtel-Dieu
Inspecteur général des services sanitaires

1 volume in-8° avec figures et cartes en noir et en couleurs. . . . . **9** fr.

Cet ouvrage a pour but de répandre les connaissances scientifiques sur la peste, afin de donner à l'opinion les moyens de se rendre compte de ce que l'on doit faire pour empêcher le fléau, endémique en Extrême-Orient, de pénétrer en Egypte, dans la Méditerranée et en Europe, et cela sans apporter aucune entrave sérieuse au commerce et à la navigation. C'est une relation exacte de ce qui s'est passé à la conférence de Venise de 1897, l'exposé de la discussion telle qu'elle fut conduite, le récit des luttes que les représentants français eurent à soutenir pour triompher des oppositions de l'Angleterre et de la Turquie; mais c'est encore et surtout une sorte de monographie de l'histoire internationale et prophylactique de la peste, enrichie de toutes les données que l'étude des épidémies précédentes a permis d'y ajouter, des faits nombreux dont la bactériologie l'a si heureusement accrue, et aussi des moyens à mettre en œuvre en pareille occurrence. On lira aussi avec intérêt le chapitre consacré au traitement prophylactique et curatif de la peste, à la sérothérapie et à la vaccination antipesteuse de Yersin. Une bibliographie très riche, des figures et des cartes très claires complètent ce volume qui vient bien à son heure.

Traité
des Maladies de l'Enfance

PUBLIÉ SOUS LA DIRECTION DE MM.

J. GRANCHER
PROFESSEUR A LA FACULTÉ DE MÉDECINE DE PARIS
MEMBRE DE L'ACADÉMIE DE MÉDECINE, MÉDECIN DE L'HOPITAL DES ENFANTS-MALADES

J. COMBY
MÉDECIN DE L'HOPITAL DES ENFANTS-MALADES

A.-B. MARFAN
AGRÉGÉ, MÉDECIN DES HOPITAUX

5 volumes grand in-8° avec figures. — *En souscription.* . **90** francs.

TOME I (EN VENTE)
1 volume in-8° de XVI-816 pages avec figures dans le texte . . . **18 *fr.***

Préface (GRANCHER). — Physiologie et hygiène de l'enfance (COMBY). — Considérations thérapeutiques sur les maladies de l'enfance. *Table de posologie infantile* (MARFAN).— Maladies infectieuses: *Scarlatine* (MOIZARD). — *Rougeole* (COMBY). — *Rubéole* (BOULLOCHE). — *Variole* (COMBY). — *Vaccine et vaccination* (DAUCHEZ). — *Varicelle* (COMBY). — *Oreillons* (COMBY). — *Coqueluche* (COMBY). — *Fièvre typhoïde* (MARFAN). — *Fièvre éphémère, Fièvre ganglionnaire* (COMBY). — *Grippe* (GILLET). — *Suette miliaire* (HONTANG). — *Choléra asiatique* (DUFLOCQ). — *Malaria* (CONCETTI). — *Fièvre jaune* (COMBY). — *Tétanos* (RENAULT). — *Rage* (GILLET). — *Erysipèle* (RENON). — *Infections septiques du fœtus, du nouveau-né et du nourrisson* (FISCHL). — *Rhumatisme articulaire et polyarthrites* (MARFAN). — *Diphtérie* (SEVESTRE et LOUIS MARTIN). — *Syphilis* (GASTOU). — *Tuberculose, Scrofule* (AVIRAGNET).

TOME II (EN VENTE)
1 volume in-8° de 818 pages avec figures dans le texte. . . . . **18 francs.**

Maladies générales de la nutrition.— *Arthritisme, obésité, maigreur, migraine, asthme* (COMBY). — *Diabète sucré* (H. LEROUX). — *Maladies du sang* (AUDEOUD). — *Hémophilie* (COMBY). — *Hémorragies des nouveau-nés* (DEMELIN). — *Purpura et syndromes hémorragiques* (MARFAN). — *Scorbut infantile* (BARLOW). — *Rachitisme* (COMBY et BROCA).— *Croissance* (COMBY).— *Athrepsie* (THIERCELIN).— Maladies du tube digestif. — *Développement du tube digestif* (VARIOT). — *Dentition* (MILLON). — *Bec-de-lièvre, Macroglossie, Tumeurs du plancher de la bouche* (BROCA). — *Stomatites* (COMBY). — *Angines aiguës* (DUPRÉ). — *Abcès rétro-pharyngiens* (BOKAY). — *Hypertrophie des amygdales, pharyngite chronique, végétations adénoïdes* (CUVILLIER).— *Polypes naso-pharyngiens* (BROCA). — *Maladies de l'œsophage, de l'estomac et de l'intestin* (COMBY). — *Infections et intoxications digestives* (LESAGE). — *Dysentérie* (SANNÉ). — *Tuberculose de l'estomac, de l'intestin et des ganglions mésentériques* (MARFAN). — *Constipation* (MARFAN). — *Vers intestinaux* (FILATOFF). — *Invagination intestinale* (JALAGUIER). — *Prolapsus du rectum* (BROCA). — *Polypes du rectum, corps étrangers des voies digestives, fissures à l'anus* (FELIZET et BRANCA). — *Malformations, abcès de la région ano-rectale* (FORGUE).

TOME III (EN VENTE)
1 volume in-8° de 950 pages avec figures dans le texte. . . **20 francs.**

Abdomen et annexes. — *Hernies inguinale et ombilicale* (BROCA). — *Maladies de l'ombilic* (PAGNY). — *Péritonites aiguës* (COMBY). — *Péritonite tuberculeuse* (MARFAN). — *Appendicite* (BRUN). — *Ictères* (RÉNON). — *Congestion du foie. Stéatose hépatique. Dégénérescence amyloïde. Abcès du foie* (ODDO). — *Kystes hydatiques du foie* (FORGUE). — *Cirrhose du foie* (HUTINEL ET AUSCHER). — *Rate et ses maladies* (GASTOU). — *Albuminurie et néphrites* (RENAULT). — *Périnéphrite, phlegmon périnéphrétique. Pyélite et pyélonéphrite* (COMBY). — *Lithiase urinaire* (DE BOKAY). — *Tuberculose du rein* (HALLÉ). — *Maladie d'Addison* (COMBY). — *Néoplasmes du rein* (ALBARRAN). — *Tumeurs liquides du rein, rein mobile, hématurie, hémoglobinurie* (COMBY).— *Névroses urinaires* (GUINON). — *Maladies des organes génito-urinaires dans le sexe masculin* (POUSSON). — *Vulvite, vulvo-vaginite* (EPSTEIN). — *Cystite, anomalies génitales chez les filles. Onanisme* (COMBY).— Appareil circulatoire. *Maladies congénitales du cœur* (MOUSSOUS).—*Maladies acquises* (WEILL).— Nez, Larynx et annexes. *Malformations des fosses nasales. Epistaxis* (BOULAY). — *Rhinites aiguës* (LERMOYEZ). — *Rhinite chronique, rhinite atrophique fétide, syphilis des fosses nasales* (BOULAY). — *Laryngites aiguës* (VARIOT ET GLOVER). — *Laryngites chroniques. Papillomes du larynx. Corps étrangers des voies aériennes* (BOULAY). — *Spasme de la glotte* (MARFAN). — *Pathologie du thymus* (SANNÉ). — *Myxœdème* (COMBE).

TOME IV (EN VENTE)

1 volume in-8° de 876 pages avec figures dans le texte. . . . . **18** francs.

Appareil respiratoire. — *Bronchites aiguës* (QUEYRAT). — *Bronchites chroniques. Pneumonie franche* (COMBY). — *Spléno-pneumonie* (QUEYRAT). — *Congestion pulmonaire. Œdème du poumon, Apoplexie pulmonaire, Hémoptysie, Broncho-pneumonie* (COMBY). — *Gangrène pulmonaire* (RENAULT). — *Emphysème pulmonaire* (MARFAN). — *Mort apparente du nouveau-né* (DEMELIN). — *Tuberculose pulmonaire. Adénopathie trachéo-bronchique* (ZUBER). — *Micropolyadénie périphérique* (POTIER). — *Maladies de la Plèvre* (NETTER). **Système nerveux.** — *Méningites aiguës et méningisme. Méningite cérébro-spinale épidémique* (FLORAND). — *Méningite tuberculeuse. Phlébite et thrombose des sinus de la dure-mère. Méningites chroniques. Pachyméningite hémorragique. Hémorragies méningées et cérébro-spinales* (MARFAN). — *Céphalématome* (DEMELIN). — *Abcès intra-crâniens* (BROCA). — *Scléroses cérébrales* (RICHARDIÈRE). — *Sclérose en plaques* (COMBY). — *Paralysie générale. Tumeurs cérébrales* (MOUSSOUS). — *Idiotie, imbécillité, débilité mentale. Épilepsie* (CHASLIN). — *Hydrocéphalie* (D'ASTROS). — *Spina-bifida* (PIÉCHAUD). — *Tumeurs de la moelle et des méninges spinales. Compression lente de la moelle. Maladie de Little. Convulsions* (SIMON). — *Maladie de Friedreich* (MOUSSOUS). — *Maladie de Thomsen* (DELÉAGE). — *Amyotrophies chroniques progressives. Paralysie infantile* (HAUSHALTER). — *Terreurs nocturnes* (MOIZARD). — *Hystérie* (SAINT-PHILIPPE). — *Tétanie* (ESCHERICH). — *Chorée* (LÉROUX). — *Paralysies obstétricales des nouveau-nés* (COMBY). — *Maladie de Bergeron. Paralysie faciale. Paralysie douloureuse* (BÉZY).

TOME V (SOUS PRESSE)

APPAREIL LOCOMOTEUR : os, articulations, etc. — ORGANES DES SENS : yeux, oreilles. — MALADIES DE LA PEAU. — MALADIES DU FOETUS. — Table des matières.

TRAITÉ

DE

PATHOLOGIE GÉNÉRALE

PUBLIÉ PAR

Ch. BOUCHARD

Membre de l'Institut
Professeur de Pathologie générale à la Faculté de médecine de Paris

SECRÉTAIRE DE LA RÉDACTION : G.-H. ROGER

Professeur agrégé à la Faculté de médecine de Paris, Médecin des hôpitaux

---

COLLABORATEURS :

MM. ARNOZAN. — D'ARSONVAL. — BENNI. — R. BLANCHARD. — BOULAY. BOURCY. — BRUN. — CADIOT. — CHABRIÉ. — CHANTEMESSE. — CHARRIN. CHAUFFARD. — COURMONT. — DÉJERINE. — PIERRE DELBET. — DEVIC. DUCAMP. — MATHIAS DUVAL. — FÉRÉ. — FRÉMY. — GAUCHER. — GILBERT. GLEY. — GUIGNARD. — LOUIS GUINON. — A.-F. GUYON. — HALLÉ. HÉNOCQUE. — HUGOUNENQ. — LAMBLING. — LANDOUZY. — LAVERAN. LEBRETON. — LE GENDRE. — LEJARS. — LE NOIR. — LERMOYEZ. LETULLE. — LUBET-BARBON. — MARFAN. — MAYOR. — MÉNÉTRIER. NETTER. — PIERRET. — G.-H. ROGER. — GABRIEL ROUX. — RUFFER. RAYMOND TRIPIER. — VUILLEMIN. — FERNAND WIDAL.

---

6 volumes grand in-8°, avec figures. — *En souscription.* **102** francs

(*Voir au dos le détail des volumes.*)

TOME PREMIER

Un volume grand in-8° de 1018 pages avec figures dans le texte. **18 fr.**

H. ROGER. — **Introduction à l'étude de la pathologie générale.**

H. ROGER et P.-J. CADIOT. — **Pathologie comparée de l'homme et des animaux.**

P. VUILLEMIN, chargé de cours à la Faculté de médecine de Nancy. — **Considérations générales sur les maladies des végétaux.**

MATHIAS DUVAL, professeur à la Faculté de Paris. — **Pathogénie générale de l'embryon. Tératogénie.**

LE GENDRE, médecin des hôpitaux. — **L'Hérédité et la pathologie générale.**

BOURCY, médecin des hôpitaux. — **Prédisposition et immunité.**

MARFAN, professeur agrégé à la Faculté de Paris, médecin des hôpitaux. — **La Fatigue et le surmenage.**

LEJARS, professeur agrégé à la Faculté de médecine de Paris, chirurgien des hôpitaux. — **Les Agents mécaniques.**

LE NOIR. — **Les Agents physiques. Chaleur. Froid. Lumière. Pression atmosphérique. Son.**

D'ARSONVAL, membre de l'Institut, professeur au Collège de France. — **Les Agents physiques. L'Énergie électrique et la matière vivante.**

LE NOIR. — **Les Agents chimiques : les caustiques.**

H. ROGER. — **Les Intoxications.**

TOME II

Un volume grand in-8° de 940 pages avec figures dans le texte. **18 fr.**

CHARRIN, professeur agrégé à la Faculté de médecine de Paris, médecin des hôpitaux. — **L'Infection.**

GUIGNARD, membre de l'Institut, professeur à l'École de pharmacie. — **Notions générales de morphologie bactériologique.**

HUGOUNENQ, professeur à la Faculté de médecine de Lyon. — **Notions de chimie bactériologique.**

ROUX, professeur agrégé à la Faculté de médecine de Lyon. — **Les Microbes pathogènes.**

CHANTEMESSE, professeur agrégé à la Faculté de médecine de Paris, médecin des hôpitaux. — **Le Sol, l'eau et l'air, agents des maladies infectieuses.**

LAVERAN, membre de l'Académie de médecine. — **Des maladies épidémiques.**

RUFFER. — **Sur les parasites des tumeurs épithéliales malignes.**

R. BLANCHARD, professeur agrégé à la Faculté de médecine de Paris, membre de l'Académie de médecine. — **Les Parasites.**

TOME IV

Un volume grand in-8° de 720 pages avec figures dans le texte. **16 fr.**

DUCAMP, professeur à la Faculté de médecine de Montpellier. — **Évolution des maladies.**

A. GILBERT, professeur agrégé à la Faculté de médecine de Paris, médecin de l'hôpital Broussais. — **Sémiologie du sang.**

A. HÉNOCQUE, directeur adjoint du laboratoire de physique biologique au Collège de France. — **Spectroscopie du sang. Sémiologie.**

R. TRIPIER, professeur à la Faculté de médecine de Lyon, et DEVIC, professeur agrégé à la Faculté de médecine de Lyon, médecin des hôpitaux. — **Sémiologie du cœur et des vaisseaux.**

M. LERMOYEZ, médecin de l'hôpital Saint-Antoine, et M. BOULAY, ancien interne des hôpitaux. — **Sémiologie du nez et du pharynx nasal.**

M. LERMOYEZ et M. BOULAY. — **Sémiologie du larynx.**

M. LEPRETON, médecin des hôpitaux de Paris. — **Sémiologie des voies respiratoires.**

P. LE GENDRE, médecin de l'hôpital Tenon. — **Sémiologie générale du tube digestif.**

AVIS. — *La rédaction du tome III de la Pathologie générale ayant dû subir un retard, les éditeurs, pour répondre au désir exprimé par les souscripteurs, ont mis en vente le tome IV aujourd'hui complet. Le tome III sera publié dans un délai prochain. Les tomes V et VI qui compléteront l'ouvrage sont tous deux en cours d'exécution. Ils contiendront la fin de la Sémiologie et la Thérapeutique générale.*

Encyclopédie Scientifique

DES

Aide-Mémoire

PUBLIÉE SOUS LA DIRECTION DE

H. LÉAUTÉ

Membre de l'Institut

Au 1er Novembre 1897, 200 VOLUMES sont parus

Chaque ouvrage forme 1 volume petit in-8°, vendu

Broché. . . . **2 fr. 50** | Cartonné toile. . **3 fr.**

Derniers volumes parus dans la section du Biologiste :

L'Appendicite par CH. MONOD, professeur agrégé, chirurgien de l'hôpital St-Antoine, et J. VANVERTS, interne des hôpitaux.

Technique Bactériologique par R. WURTZ, professeur agrégé, médecin des hôpitaux de Paris. *2ᵉ édition, revue et augmentée.*

Spectroscopie Biologique par A. HÉNOCQUE, directeur adjoint du laboratoire de Physique biologique au Collège de France. 2 volumes.

Vaccine et Vaccination par J. DE-LOBEL, docteur en médecine, et P. COZETTE, médecin-vétérinaire, lauréats de l'Institut.

Maladies des voies urinaires par P. BAZY, chirurgien des hôpitaux. *2ᵉ édition.* 2 volumes.

Les troubles auditifs dans les maladies nerveuses par J.-F. COLLET, professeur agrégé à la Faculté de Lyon.

Etudes sur la criminalité par A. DALLEMAGNE, professeur de médecine légale à l'Université de Bruxelles. 3 volumes.

Les Artérites et les Scléroses par le Dʳ A. BRAULT, médecin de l'hôpital Tenon, chef des Travaux pratiques d'Anatomie pathologique à la Faculté de médecine.

La Bactéridie charbonneuse par F. LE DANTEC, ancien élève de l'Ecole Normale supérieure, docteur ès sciences.

Précis élémentaire de Dermatologie en 5 volumes, par L. BROCQ, médecin des hôpitaux, et L. JACQUET, ancien interne de St-Louis. *2ᵉ édition.*

Les Parasites animaux de la peau humaine par W. DUBREUILH et L. BEILLE, professeurs agrégés à la Faculté de médecine de Bordeaux.

Les Poisons de l'organisme par A. CHARRIN, professeur agrégé, médecin des hôpitaux, directeur adjoint du laboratoire de Pathologie générale, assistant au Collège de France. 3 vol.

L'Oreille par le Dʳ P. BONNIER. 3 vol.

L'Ergotisme par le Dʳ EDWARD EHLERS, de Copenhague.

Soins à donner aux Malades par le Dʳ DEMMLER, membre correspondant de la Société de Chirurgie.

Le Catalogue spécial de l'Encyclopédie Léauté est envoyé sur demande

www.ingramcontent.com/pod-product-compliance
Ingram Content Group UK Ltd.
Pitfield, Milton Keynes, MK11 3LW, UK
UKHW020046100726
13658UKWH00004B/1583